Ketogene Ernährung

Dein Kochbuch für eine effektive Keto Diät mit 150 leckeren Rezepten für den Alltag.

Lass die Pfunde mit einer Keto Diät schmelzen. Inklusive 14 Tage Starter-Ernährungsplan für Deinen einfachen Start in die Ketogene Ernährung.

Inhaltsverzeichnis

Was ist die ketogene Ernährung bzw. Diät ?................ 11

Die Vor und Nachteile der ketogenen Ernährung......... 12

Welche Nahrungsmittel sind geeignet ?........................ 13

Frühstück 15

1. Keto Brötchen... 16
2. Ei-Avocado im Speckmantel 17
3. Keto Frühstücks-Lasagne 18
4. Keto Bacon-Paprika Ringe 19
5. Keto Brot 20
6. Eier-Nest mit Creme Fraiche & Tomate 21
7. Omelett mit Pilzen 22
8. Keto Pancakes 23
9. Eier-Speck-Muffins 24
10. Keto Frühstückskuchen 25
11. Gefüllte Avocado mit Ei 26
12. Keto Frühstücks-Nussjoghurt 27
13. Rührei mit Tomaten 28
14. Keto-Brot aus der Mikrowelle 29

Suppen 30
15. Bunte Gemüsesuppe 31
16. Brokkoli-Cheddar-Suppe 32
17. Eierstich 33
18. Käse-Hack-Lauch-Pfanne 34
19. Blumenkohl-Fenchel-Suppe 35

Salate 36
20. Ranch Dressing 37
21. Avocado-Eiersalat 38
22. Bunter Salat mit Hähnchenbruststreifen 39
23. Bunter Wurstsalat 40
24. Salat mit Hähnchen und Bacon 41
25. Panierte Camembert-Ecken 42
26. Hähnchen Avocado Salat 43
27. Warmer Zucchini-Salat mit Prosciutto 44
28. Räucherlachs Salat 45
29. Erdbeer-Ziegenkäse-Salat 46
30. Griechischer Salat 47

Fleischgerichte 48
31. Ranch Salat-Wrap 49
32. Beef Ramen 50
33. Chorizo Pizza 51
34. Mexikanische Chorizo-Bowl 52
35. Pulled Pork Burger mit Coleslaw 53
36. Würziger Hackfleisch-Auflauf mit Blumenkohl 54
37. Lamm mit Sellerie 55
38. Keto-Flammkuchen 56
39. Szegediner Gulasch 57
40. Bacon Burger Rolle 58
41. Eier-Hackpfanne 59
42. Putengeschnetzeltes mit Zucchini & Fenchel 60
43. Käse-Hack-Lauch-Pfanne 61
44. Ofen Hähnchenbrustfilet gefüllt & überbacken 62
45. Hähnchen-Blumenkohl Auflauf mit Pesto 63
46. Keto Pesto 64
47. Keto Rippchen 65
48. Gefüllte Paprika 66
49. Spargel im Speckmantel 67
50. Pizzarolle 68

51. Puten Schnitzel 69

52. Sesam Minze Patties 70

53. Kasseler mit Sauerkraut 71

54. Zuckerschoten mit Speck 72

55. Geflügel-Roulade 73

56. Hähnchen Spinat Curry 74

57. Schweinekotelett mit Bohnen 75

58. Bratwurst im Bacon-Schlafrock 76

59. Frittata mit Bacon 77

60. Schinken-Brokkoli-Pfanne 78

Fischgerichte 79

61. Tartar Keto Sauce für Fischgerichte 80

62. Pancakes mit Lachs und Käse 81

63. Forelle gegrillt 82

64. Avocado mit Thunfisch und Ei 83

65. Omelett mit Räucherlachs 84

66. Keto Fischsuppe 85

67. Shrimps Spieße 86

68. Lachsfilet mit Joghurt Dip 87

69. Zucchini-Shrimps-Pfanne 88

70. Zucchini Boote mit Thunfisch 89

71. Ofen-Lachs im Zucchinibett 90

72. Lachs mit Kräutersauce 91

73. Thunfisch Frikadellen 92

Vegetarische Gerichte 93

74. Blumenkohl gebacken 94

75. Auberginen-Champignon mini Pizza 95

76. Omelett mit Ziegenkäse 96

77. Spargel Muffin 97

78. Spinat Cheddar Pfanne 98

79. Basilikum Quiche 99

80. Blumenkohl Pizza 100

81. Auberginenfächer mit Tomate und Mozzarella 101

82. Keto Crepes 102

83. Chili-Käse Chips 103

84. Spargelsalat 104

85. Keto Sushi 105

86. GNOCCHI IN GORGONZOLA-SAUCE 106

Snacks für zwischendurch 108

87. Chips mit Guacamole 109

88. Frischkäse-Keto-Dip. mit Stangensellerie 110

89. Pizza Cracker 111

90. Chili-Cheddar Waffeln 112

91. Schinkenröllchen 113

92. Peperoni-Chips mit Eiersalat 114

93. Schinken-Käse Tassenkuchen 115

94. Schweinekrusten mit Thunfisch-Dip 116

95. Kurkuma Latte 117

96. Spicy Nussmix 118

97. Porridge mit Chiasamen und Beeren 119

98. Rhabarber Crumble 120

99. Knusper Knäckebrot 121

100. Wirsing-Chips 122

101. Schinken-Käseröllchen 123

102. Muffin Brötchen 124

103. Schoko-Speck 125

104. Avocado Schoko Mousse 126

Plätzchen und andere Süßspeisen 127

105. Limetten Mousse 128

106. Schoko-Kokos Fat Bombs 129

107. Bulletproof Eis 130

108. Jamaika Eis 131

109. Mandel Fat Bombs 132

110. Schoko Mousse 133

111. Erdbeer-Nuss Joghurt 134

112. Frischkäse-Schoko Dessert 135

113. Keto Vanilleeis 136

114. Erdnussbutter Mousse 137

115. Schoko-Kokos Makronen 138

116. Kokos Zimt Fat Bombs 139

117. Pekannuss Eis 140

118. Zitronen-Cookies 141

119. Zitronen-Mascarpone-Mousse 142

120. Safran Panna Cotta 143

121. Mandel-Cookies 144

122. Vapiano-Kekse 145

123. Mandel Leinsamen Cookies 146

124. Zitronen-Quark-Muffins 147

125. Macadamia Toffee Pralinen 148

Shakes & Smoothies 149

126. Avocado Spinat Smoothie mit Moringa 150

127. Erdbeer-Rhabarber Shake 151

128. Erdbeer-Smoothie 152

129. Blaubeer-Süßholz-Smoothie 153

130. Nuss-Nougat-Shake 154

131. Avocado Mascarpone Shake 155

132. Brombeer Smoothie 156

133. Gurke-Minz-Shake 157

134. Schokoladen Avocado Shake 158

135. Beeren Avocado Smoothie 159

136. Schokoladen-Erdnussbutter-Shake 160

137. Erdbeer-Zucchini-Chia-Smoothie 161

138. Kokosnuss Brombeere Minz Smoothie 162

139. Grüner Gurken Zitronen Smoothie 163

140. Himbeer Zimt Smoothie 164

141. Schoko-Blumenkohl-Frühstücks-Smoothie 165

142. Würziger-Kürbis-Smoothie 166

143. Limettenkuchen-Smoothie 167

144. Tropischer Smoothie 168

145. Blaubeer Smoothie 169

146. Rote-Bete-Smoothie 170
147. Avocado-Smoothie 171
148. Grüner-Matcha-Shake 172
149. Keks & Sahne Milchshake 173
150. Schoko Keks Milchshake 174

Dein 14 Tage Starter-Ernährungsplan 175

Tag 1 176
Tag 2 177
Tag 3 178
Tag 4 179
Tag 5 180
Tag 6 181
Tag 7 182
Tag 8 183
Tag 9 184
Tag 10 185
Tag 11 186
Tag 12 187
Tag 13 188
Tag 14 189

Impressum 190

Was ist die ketogene Ernährung bzw. Diät?

Die Ketogene Diät ist eine Ernährungsform, bei der fast komplett auf Kohlenhydrate (Brot, Nudeln etc.) verzichtet wird. Dadurch soll der Körper gezwungen werden, die benötigte Energie aus den Fettdepots zu ziehen.
Gegessen werden vorwiegend Fett und Eiweiß.
Die Mahlzeiten bei der ketogenen Diät setzen sich aus ca. 60-70% Fett, 25-35% Eiweiß und 5% Kohlenhydraten zusammen.
Durch den Verzehr von viele gesunden Fetten und sehr wenig Kohlenhydraten gelangt der Körper in den Zustand der sogenannten "Ketose".
In diesem Zustand verbrennt der Körper Fett, statt Zucker als Kraftstoff für die Zellenenergie. Durch das Fehlen von Zuckermolekülen, ist die Leber gezwungen Fettsäuren in sogenannte "Ketonkörper" umzuwandeln.
Und diese Ketonkörper wirken entzündungshemmend und können beim Abnehmen helfen.

Wie kann ich eine Ketose messen?

Gerade zu Beginn einer ketogenen Ernährung macht es Sinn, die Ketonkörper zu messen. Wenn man sich zunehmend mit dieser Ernährungsmethode auseinandersetzt, bekommst Du immer mehr ein Gefühl und kannst dies wahrscheinlich auch selber gut einschätzen.

Es gibt prinzipiell drei Möglichkeiten für die Messung.

- **Urin** mittels Urinteststreifen
- **Blut** mittels Messgerät und passenden Teststreifen
- **Atemluft** mittels Atem Keton Meter

Die Vor- und Nachteile der ketogenen Ernährung

Die Umstellung ist besonders in der Anfangsphase schwer, da es, wie bei allen anderen Low-Carb-Diäten auch, zu Zucker-Entzugserscheinungen kommen kann. Da der Körper aber seine Energiegewinnung komplett umschaltet, verschwinden die Anfangssymptome nach ein paar Tagen relativ schnell wieder.

Die Vorteile einer ketogenen Ernährung:

- hoher Fettstoffwechsel
- geringe Blutzuckerschwankungen und somit verringerte Insulin-Ausschüttung
- verringerter Appetit; positiven Einfluss auf gewünschte Gewichtsreduktion
- gutes Sättigungsgefühl
- verringerte Konzentrationsschwankungen gegenüber anderen Ernährungsformen

Dagegen stehen folgende Nachteile:

- stark eingeschränktes Nahrungsmittel-Sortiment
- schwerer Einstieg, da gerade in der Anfangsphase mit Müdigkeit, Schlappheit, Kopfschmerzen, Übelkeit und Erbrechen zu rechnen ist (dadurch auch hohe Abbruchquote)
- nicht geeignet bei Nierenschwäche oder Lebererkrankungen; sowie Diabetiker, die Metformin einnehmen, da dann das Risiko steigt, eine Ketoazidose zu entwickeln
- hohe Wahrscheinlichkeit, dass ein Jojo-Effekt eintritt, wenn wieder „normal" gegessen wird
- Mundgeruch durch ausgeatmete Ketonkörper (hauptsächlich Aceton)

Welche Nahrungsmittel sind geeignet und welche eher nicht?

Bei der ketogenen Ernährung spielt Gemüse eine ganz wichtige Rolle und bildet die Grundlage. Besonders kohlenhydratarmes grünes Gemüse ist zu bevorzugen. Mit diesem kannst Du Dich richtig satt essen, ohne die Energieerzeugung über Ketonkörper zu beeinflussen. Wurzelgemüse ist hingegen zu kohlenhydratreich und sollte gemieden werde. Bei gelben und rotem Gemüse solltest Du nur in Maßen zuschlagen.

Als Proteinquellen dienen vor allem Eier, Fleisch und Fisch sowie Milchprodukte. Bei Milchprodukten führt allerdings der Lactose-(Kohlenhydrat-)Anteil zu einer höheren Insulinausschüttung, so dass Du das Tagespensum rasch erreichst. Hier solltest Du somit mit Bedacht zuschlagen.

Geeignete Lebensmittel sind:

- Fleisch
- Fisch
- Milchprodukte (aber auf Lactose (Kohlenhydrat) achten!)
- Eier
- Nüsse und Samen
- Öle (am besten gesunde Pflanzenöle, da reich an mehrfach ungesättigten Fettsäuren)
- Obst nur bedingt, v.a. Beeren

Ungeeignete Lebensmittel sind:

- stärkehaltige Nahrungsmittel (Getreide, Knollen- und Wurzelgemüse)
- Hülsenfrüchte
- Süßigkeiten und gesüßte Getränke
- Obst
- industriell verarbeitete Öle, wie z.B. in Mayonnaise
- Fertig- und Fastfood-Gerichte
- Zuckeraustauschstoffe
- Alkohol
- fettarme Diät Produkte (da als Ausgleich meist mehr Zucker enthalten ist)
- Süßstoffe und Zuckeraustauschstoffe, da diese den Hungerstoffwechsel unterbinden können

Frühstück

1. Keto Brötchen

Zutaten für 8 Portionen:

60g Kokosmehl
30 g Flohsamenschalen
1 TL Backpulver
20 g Erythrit
½ TL Salz
½ TL Zimt
½ TL Nelken gemahlen
200g Eier (ca.4 Stück)
250 ml Wasser

Nährwertangaben pro Portion

Kalorien: 60 kcal
Kohlenhydrate: 2 g
Protein: 4g
Fett: 3g

Zubereitung:

Zubereitungszeit: 35 Minuten

1. Den Ofen auf 160° Umluft vorheizen.
2. Alle trockenen Zutaten mit einer Küchenmaschine vermischen.
3. Während des Rührens, langsam das kochende Wasser dazu gießen. Den Teig eine Minute quellen lassen.
4. Eier hinzufügen
5. Mit den Händen 8 kleine Brötchen formen und auf ein Backblech legen.
6. Im Ofen ca. 20 min backen.

2. Ei-Avocado im Speckmantel

Zutaten für 2 Portionen:

330 g Avocado

50 g Ei

100 g Speck

20 g Kokosöl

Nährwertangaben pro Portion

Kalorien: 516 kcal
Kohlenhydrate: 15 g
Protein: 16 g
Fett: 47 g

Zubereitung: Zubereitungszeit: 25 Minuten

1. Das Ei hart kochen.
2. Die Avocado in zwei Hälften schneiden und vorsichtig den Kern entfernen. Mit einem Löffel das Fruchtfleisch von der Schale trennen. Gegebenenfalls noch ein wenig Avocado aus dem Kernbereich herauskratzen, so das ein gekochtes Ei hineinpasst.
3. Zwei Streifen Speck waagerecht und oben auf ein großes Brett legen. Fünf weitere Streifen nun, beginnend auf den senkrecht liegenden Speckstreifen, längs nach unten legen.
4. Die Avocado mit dem Ei füllen und die Hälften gut verschließen.
5. Die gefüllte Avocado unten auf den Speck legen und nach oben aufrollen. Mit den längs gelegten Speckstreifen ebenfalls umwickeln und gut andrücken.
6. Kokosöl in einer Pfanne erhitzen und die Avocado von allen Seiten gut anbraten.
7. Wenn der Speckmantel rundum knusprig ist, kann sie serviert werden.

3. Keto Frühstücks-Lasagne

Zutaten für 12 Portionen:

900 g Eier entspricht 18 Stück
40 g Butter
400 g Bratwurst grob
400 g Frischkäse
350 ml Rinderbrühe
100 g gekochter Schinken
100 g Speck
125 g geriebener Parmesan
125 g Mozzarella
1 TL Salz
1/2 TL Pfeffer

Nährwertangaben pro Portion

Kalorien: 393 kcal
Kohlenhydrate: 2 g
Protein: 26g
Fett: 31g

Zubereitung: Zubereitungszeit: 60 Minuten

1. Den Backofen auf 160° vorheizen.
2. Eine große Pfanne gut einfetten und auf dem Herd heiß werden lassen.
3. Alle Eier in einer großen Schüssel verquirlen und die Hälfte in die Pfanne gießen. Nun wie ein Omelett stocken lassen. Nach ca 4 min die Hitze reduzieren. Mit Salz und Pfeffer würzen. Ein Wenden ist nicht nötig. Mit der restlichen Eimasse genauso verfahren. Erstmal beiseite stellen.
4. Das Bratwurstbrät aus der Pelle drücken und in eine Pfanne geben. Ca. 5-6 min krümelig braten. Danach den Frischkäse einrühren und die Brühe hinzufügen. Die Sauce unter ständigem Rühren 2 min köcheln lassen, bis sie eindickt. Mit Salz und Pfeffer abschmecken.
5. Nun eine eckige, hohe Auflaufform einfetten und die erste Schicht der gestockten Eimasse hineingeben. Die Bratwurst Sauce darauf verteilen und mit dem gekochten Schinken belegen.
6. Zweite Eischicht einfüllen und wieder eine Portion der Sauce darauf verteilen.
7. Mit dem Schinken, dem Speck und den in Scheiben geschnittenen Mozzarella belegen.
8. Die restliche Sauce darüber geben und mit dem Parmesan bestreuen.
9. Im Ofen für 30 min bei 160° Umluft backen.

4. Keto Bacon-Paprika Ringe

Zutaten für 2 Portionen:

160 g Paprika

200 g Speck
(Frühstücks-Bacon)

Nährwertangaben pro Portion

Kalorien: 324 kcal
Kohlenhydrate: 5 g
Protein: 20 g
Fett: 25 g

Zubereitung: **Zubereitungszeit: 30 Minuten**

1. Die Zutaten für dein Low Carb Frühstück vorbereiten
2. Den Backofen auf 180° C vorheizen (Umluft)
3. Paprika in Ringe schneiden, die Kerne und Wände entfernen
4. Bacon um die Paprika-Ringe wickeln, bis sie vollständig bedeckt sind
5. Auf ein Backblech legen und 10 bis 15 Minuten fertig garen
6. Die Bacon-Paprika Ringe sind nun servierfertig

5. Keto Brot

Zutaten für 15 Portionen:

250 g Frischkäse

30 g Butter

45 ml Olivenöl

45 ml Sahne

4 Stück Eier

1 TL Backsoda

3 TL Flohsamenschalen

1/2 TL Salz

90 g Whey Proteinpulver neutral

5 Tropfen Stevia flüssig

Nährwertangaben pro Portion

Kalorien: 133 kcal

Kohlenhydrate: 1 g

Protein: 6 g

Fett: 9 g

Zubereitung: Zubereitungszeit: 50 Minuten

1. Die Zutaten für das Low Carb Keto Brot "Soul Bread" zusammenstellen.
2. Backofen auf 180° C vorheizen (Umluft) und eine Backform mit Backpapier auslegen.
3. Alle Zutaten in eine große Schüssel geben und zu einem Teig kneten.
4. Den Brotteig in die Backform füllen und im Ofen für 50 min. backen
5. Im Anschluß das Brot aus dem Ofen nehmen und 10 Minuten abkühlen lassen, bevor du es aus der Backform nimmst.
6. Fertig ist dein selbst gebackenes Low Carb Keto Brot "Soul Bread".

6. Eier-Nest mit Creme Fraiche & Tomate

Zutaten für 2 Portionen:

100 g Eier
45 g Rispentomaten
25 g Bacon
16 g Crème Fraiche
28 g Mozzarella gerieben
5 g Macadamianussöl
Chilli Flocken zum Würzen
Getrockneter Schnittlauch zum Verfeinern
Salz zum Würzen
Pfeffer zum Würzen
1 Prise KetoMeals Keto Soup Tex Mex zum Würzen

Nährwertangaben pro Portion

Kalorien: 239 kcal
Kohlenhydrate: 1 g
Protein: 15 g
Fett: 19 g

Zubereitung: Zubereitungszeit: 5 Minuten

1. kleine Rispentomate klein schneiden.
2. 2 Eier aufschlagen und in eine Schüssel geben.
3. Crème fraîche und Tomate in die Schüssel füllen und mit dem Ei vermengen.
4. Die Pfanne innen mit Macadamianussöl (Olivenöl geht auch) beschichten und den Bacon darin knusprig braten.
5. Die Egg Ring Forms in die Pfanne legen und den Speck hinein legen.
6. Darauf nun den Inhalt auEine s der Schüssel gleichmäßig auf beide Egg-Rings verteilen.
7. Obendrauf nun den geriebenen Mozzarella Käse streuen.
8. Wenn das Ei gestockt und der Mozzarella-Käse geschmolzen ist, kannst du die Ei-Nester aus der Pfanne nehmen.
9. Jetzt fehlt nur noch Pfeffer, Salz, eine Prise KetoMeals Keto Soup Tex-Mex und ein paar Chilli Flocken für die richtige Würze (nach Geschmack würzen).
10. Streue noch ein paar getrocknete Kräuter drauf, um das Ei-Gericht zu verfeinern.
11. Fertig ist dein ketogenes Frühstück mit Ei, Bacon, Creme fraîche, Mozzarella-Käse und Tomate. Lass´es dir schmecken!

7. Omelett mit Pilzen

Zutaten für 1 Portion:

30 g Pilze

15 g Frühlingszwiebel

30 g Butter ungesalzen

1/4 TL Salz

1/4 TL Pfeffer

120 g Eier 2 große

15 ml WASSER

Nährwertangaben pro Portion

Kalorien: 603 kcal

Kohlenhydrate: 2 g

Protein: 17 g

Fett: 59 g

Zubereitung: **Zubereitungszeit: 17 Minuten**

1. Pilze und Frühlingszwiebel klein schneiden und mit einem Esslöffel Butter in einer kleinen Pfanne anbraten. Herausnehmen und beiseite stellen.
2. Die Eier mit dem Wasser, Salz und Pfeffer zusammen in eine kleine Schüssel geben und mit einer Gabel verquirlen.
3. Die restliche Butter in der Pfanne erhitzen und die Eimasse hineingeben.
4. Die Temperatur reduzieren und das Ei langsam stocken lassen.
5. Die Pilz-Frühlingszwiebel-Mischung auf eine Hälfte des Omelett geben und vorsichtig die andere Hälfte darüber klappen.
6. Auf einem Teller anrichten und servieren.

8. Keto Pancakes

Zutaten für 4 Portionen:

140 g Eier

15 g Eiklarpulver

30 ml Kokosöl

1 TL Vanilleextrakt

Nährwertangaben pro Portion

Kalorien: 200 kcal

Kohlenhydrate: 0,2 g

Protein: 7 g

Fett: 20 g

Zubereitung:

Zubereitungszeit: 10 Minuten

1. Eier trennen und das Eiweiß sehr steif schlagen.

2. Das Eigelb verquirlen und mit den restlichen Zutaten vermengen.

3. Vorsichtig unter den Eischnee heben.

4. Öl in einer Pfanne erhitzen und jeweils eine kleine Menge (ca 3 EL) hineingeben. Von beiden Seiten je 2 min goldbraun braten.

5. Mit dem Sirup zusammen servieren.

9. Eier-Speck-Muffins

Zutaten für 1 Portion:

50 g Eier

14 g bacon

8 g Paprika

Pfeffer

Salz

Nährwertangaben pro Portion

Kalorien: 137 kcal

Kohlenhydrate: 5 g

Protein: 10 g

Fett: 9 g

Zubereitung: Zubereitungszeit: 25 Minuten

1. Den Backofen auf 180° C Umluft vorheizen.
2. Silikon-Muffinförmchen in die Mulden eines Muffig-Bleches legen.
3. In jedes Silikon-Förmchen 1 Scheibe Bacon an den Rand legen
4. Jeweils 1 Ei in die Förmchen geben, 8g gewürfelte Paprika-Stückchen pro Portion darüber streuen und mit Salz und Pfeffer würzen.
5. Die Bacon-Egg Muffins für 20 Minuten fertig backen.
6. Anschließend servieren, oder als Essen zum Mitnehmen kühl aufbewahren.

10. Keto Frühstückskuchen

Zutaten für 4 Portionen:

STREUSEL
20 g Mandelmehl
20 g Stevia Streusüße
3 ml Kokosöl
1/2 TL Zimt

BODEN
120 g Mandelmehl
90 g griechischer Joghurt
80 g Stevia Streusüße
50 g Ei
1 TL Vanilleextrakt

Nährwertangaben pro Portion

Kalorien: 186 kcal
Kohlenhydrate: 5 g
Protein: 18 g
Fett: 8 g

Zubereitung:

Zubereitungszeit: 50 Minuten

1. Den Ofen auf 150° Umluft vorheizen.
2. Eine kleine Backform (ø 18 cm) einfetten oder mit Backpapier auslegen.
3. Für die Streusel alle Zutaten mit den Händen zu einem Teig verarbeiten und diesen beiseite stellen.
4. Alle Zutaten für den Boden mit einer Küchenmaschine vermengen und in die Form geben.
5. Die Streusel obendrauf verteilen und im Ofen ca. 20 min backen.

11. Gefüllte Avocado mit Ei

Zutaten für 2 Portionen:

1 Avocado

2 Eier

Salz

Pfeffer

Nährwertangaben pro Portion

Kalorien: 204 kcal

Kohlenhydrate: 4 g

Protein: 7 g

Fett: 20 g

Zubereitung: Zubereitungszeit: 20 Minuten

1. Den Backofen auf 180°C vorheizen (Umluft).
2. Avocado halbieren und entkernen.
3. Avocado-Hälften in eine Auflaufform setzen.
4. Pro Hälfte 1 Ei aufschlagen und in die Kern-Mulde der Avocado füllen und mit Pfeffer und Salz würzen.
5. 20 Minuten backen, dekorieren und servieren.

12. Keto Frühstücks-Nussjoghurt

Zutaten für 1 Portion:

100 ml Kokosnussmilch

120 g Griechischer Sahnejoghurt

15 g Pekannüsse

15 g Macadamianusskerne geröstet & gesalzen

1 TL Flohsamenschalen

3 Tropfen Flavdrops Peanut Butter Flavour

Nährwertangaben pro Portion

Kalorien: 390 kcal

Kohlenhydrate: 8 g

Protein: 8 g

Fett: 34 g

Zubereitung: Zubereitungszeit: 10 Minuten

1. Stecke die Macadamianusskerne und die Pekannüsse in eine kleine Tüte.
2. Nimm einen Fleischhammer um die Nüsse mit ein paar Schlägen klein zu hauen. Ein paar gehackte Nüsse kannst du bei Bedarf zur Seite tun. Damit kannst du zum Schluß deinen Keto-Joghurt dekorieren.
3. Gib nun die Kokosnussmilch, die Flohsamenschalen, die zerkleinerten Nüsse und 3 Tropfen Flavdrops Peanut Butter Flavour auf den griechischen Joghurt.
4. Zum Schluss umrühren und mit ein paar gehackten Nüssen dekorieren.

13. Rührei mit Tomaten

Zutaten für 2 Portionen:

3 Eier
1 EL Kokosöl
100 g Tomaten
2 Stück Basilikum (Blätter)

Nährwertangaben pro Portion

Kalorien: 125 kcal
Kohlenhydrate: 3 g
Protein: 7 g
Fett: 9 g

Zubereitung: Zubereitungszeit: 10 Minuten

1. Die Tomaten waschen und in kleine Stücke schneiden.
2. Die Eier in eine Schüssel schlagen und die Tomaten dazugeben.
3. Alles mit Salz und Pfeffer würzen und gut verrühren.
4. Das Kokosöl in einer Pfanne erhitzen und das vermischte Ei hineingeben.
5. Unter ständigem rühren anbraten bis das Ei gestockt ist.
6. Auf Tellern servieren und genießen.

14. Keto-Brot aus der Mikrowelle

Zutaten für 2 Personen :

30 g Butter

1 Ei

30 g Mandelmehl

20 g Kartoffelfasern

1 Prise Salz

Nährwertangaben pro Portion

Kalorien: 240 kcal

Kohlenhydrate: 2 g

Protein: 7 g

Fett: 25 g

Zubereitung: Zubereitungszeit: 5 Minuten

1. Die Butter in einem Topf zum schmelzen bringen.
2. Mandelmehl, das Ei, Kartoffelfasern, Salz und die geschmolzene Butter in eine Schüssel geben und gut verkneten.
3. Eine für die Mikrowelle geeignete Backform einfetten und den Teig hineinfüllen.
4. Das Brot auf höchster Stufe 2 Minuten in der Mikrowelle backen.

Suppen

15. Bunte Gemüsesuppe

Zutaten für 6 Portionen :

250 g Hackfleisch
18 g Kokosöl
125 g Bacon (gewürfelt)
75 g rote Zwiebel (fein gewürfelt)
200 g Lauch (in Ringe geschnitten)
250 g Brokkoli (kleine geschnitten)
250 g Paprika (bunt, in Streifen)
400 g geschälte Tomaten (Dose)
400 ml Gemüsefond
100g Frischkäse Doppelrahmstufe
150g Kerrygold Cheddar gerieben
17 g Dijon Senf
60 g Gewürzgurken (mit Stevia) (klein geschnitten)
1/2 EL Erythrit
1 TL Johannisbrotkernmehl
Salz und Pfeffer

Nährwertangaben pro Portion

Kalorien: 382 kcal
Kohlenhydrate: 8 g
Protein: 22 g
Fett: 27 g

Zubereitung: **Zubereitungszeit: 60 Minuten**

1. Im Topf die gehackten Zwiebeln in Kokosöl andünsten.
2. Hackfleisch und die Schinkenwürfel dazugeben und anbraten.
3. Mit Salz und Pfeffer würzen, das Erythrit hinzugeben.
4. Die Brühe und die geschälten Tomaten hinzugeben und das Ganze 10-15 Minuten vor sich hin köcheln lassen.
5. Die Lauchringe, den Brokkoli und die Paprikastreifen hinzufügen und weitere 10 Minuten köcheln lassen.
6. Zum Abschluss den Frischkäse unterrühren und den geriebenen Cheddar in der heißen Suppe schmelzen lassen.
7. Den letzten Pfiff bekommt die Suppe mit dem Senf, den Gurkenstücken und einer letzten Würze mit Salz und Pfeffer.

16. Brokkoli-Cheddar-Suppe

Zutaten für 2 Personen :

15 g Butter
15 g rote Zwiebel (gehackt)
1/2 Knoblauchzehe (gerieben)
350 ml Hühnerbrühe
0.5 Brokkoli (etwa 500g)
0.5 EL Parmesan
50 g Schlagsahne mind. 30% Fett
60 g Kerrygold Cheddar (gerieben)
0.25 TL Xanthan
1 Scheiben Speck (optional)
Salz und Pfeffer

Nährwertangaben pro Portion

Kalorien: 303 kcal

Kohlenhydrate: 4 g

Protein: 13 g

Fett: 24 g

Zubereitung: Zubereitungszeit: 30 Minuten

1. Die Zwiebeln klein hacken und die Knoblauchzehe reiben oder pressen.

2. Die Zwiebel und den Knoblauch zusammen mit der Butter in einen großen Topf geben und bei mittlerer Hitze etwas anbraten.

3. Brokkoli in kleine Röschen schneiden und mit der Hühnerbrühe in den Topf geben. Bei mittlerer Hitze köcheln lassen, bis der Brokkoli weich ist.

4. Die Suppe mit Salz, Pfeffer und weiteren Gewürzen nach Geschmack würzen.

5. Sahne, Parmesan und Cheddar dazugeben, gut umrühren, bis alles geschmolzen ist.

6. Um die Suppe zu binden, gib etwas Xanthan dazu und rühre wieder gut um, damit sich keine Klumpen bilden.

7. Wenn gewünscht, die Suppe mit gehacktem Speck servieren.

17. Eierstich

Zutaten für 2 Personen :

3 Ei (Größe M)
125 ml Milch (oder Sahne)
1 EL Butter (oder Ghee)
1 Prise Muskat
1 Prise Salz
Schnittlauch

Nährwertangaben pro Portion

Kalorien: 243 kcal
Kohlenhydrate: 3 g
Protein: 14 g
Fett: 17 g

Zubereitung:

Zubereitungszeit: 35 Minuten

1. Die 3 Eier mit der Milch, dem Salz und der Muskatnuss verquirlen.
2. 2 Tassen ordentlich mit dem Ghee einfetten und die Eiermilch reinfüllen.
3. Die beiden Tassen gut mit Alufolie verschließen (ich geb noch Gummiringe drum) und in einen Topf stellen, Wasser einfüllen und zum Kochen bringen. Bei zurück gedrehter Hitze 30 - 35 Minuten stocken lassen.
4. Auf einen Teller stürzen und in mundgerechte Stücke teilen.
5. Mit Rindersuppe oder Knochenbrühe anrichten. Zum Schluss Schnittlauch darüber streuen.

18. Käse-Hack-Lauch-Pfanne

Zutaten für 2 Personen :

1/2 EL Kokosöl
250 g Hackfleisch
1 Stangen Lauch
0.5 Zwiebel (rot)
0.5 Zehe Knoblauch
300 ml Brühe
100 g Schmelzkäse 45% Fett i.Tr.
Pfeffer und Salz
Kümmel
Muskat

Nährwertangaben pro Portion

Kalorien: 526 kcal
Kohlenhydrate: 4 g
Protein: 35 g
Fett: 41 g

Zubereitung:

Zubereitungszeit: 15 Minuten

1. Brate das Hackfleisch in einer großen und hohen Pfanne zusammen mit den Zwiebeln und dem Knoblauch an.
2. Schneide den Lauch in Röllchen und brate diese mit dem Hack kurz an.
3. Lösche alles mit der Brühe ab.
4. Gib den Schmelzkäse dazu und lasse alles kurz aufkochen.
5. Alles gut würzen und servieren.

19. Blumenkohl-Fenchel-Suppe

Zutaten für 4 Personen :

1 Blumenkohl
0.5 Fenchelknolle
1 Zwiebel
0.5 Liter Gemüsebrühe
250 ml Wasser
250 g Crème Fraîche
0.5 Becher Creme Doublé
250 g Parmesan

Nährwertangaben pro Portion

Kalorien: 528 kcal

Kohlenhydrate: 5 g

Protein: 26 g

Fett: 41 g

Zubereitung: Zubereitungszeit: 20 Minuten

1. Zuerst den Blumenkohl waschen, putzen und in kleine Röschen teilen.

2. Die Zwiebeln in kleine Würfel und den Fenchel in Streifen schneiden.

3. Nimm einen großen Topf und gib die Blumenkohlröschen, die Zwiebeln und den Fenchel hinein. Fülle das Wasser und die Gemüsebrühe in den Topf und lasse das Ganze aufkochen.

4. Das Gemüse darf nun für ca. 10 min auf mittlerer Stufe mit geschlossenem Deckel köcheln, bis der Blumenkohl gar ist.

5. Püriere das Gemüse direkt im Topf, ein Abgießen des Wassers ist nicht erforderlich.

6. Gib die Creme Fraiche und den geriebenen Parmesan hinzu und püriere die Suppe erneut.

7. Nun noch einmal kurz aufkochen lassen und mit Salz und Pfeffer abschmecken. Fertig.

Salate

20. Ranch Dressing

Zutaten für 5 Personen :

60 ml Kokosmilch oder Sahne
170 g Mayonnaise
30 g Frühlingszwiebel
1 Knoblauchzehe
2 EL frische Petersilie / 2 TL gefriergetrocknete
1 EL frischer Dill / 1 TL gefriergetrockneter
15 ml Apfelessig
1/4 TL Paprikapulver, edelsüß
Salz, Pfeffer

Nährwertangaben pro Portion

Kalorien: 234 kcal
Kohlenhydrate: 2 g
Protein: 1 g
Fett: 26 g

Zubereitung: **Zubereitungszeit: 5 Minuten**

1. Kräuter, Knoblauch und Frühlingszwiebeln fein hacken. Die Mayonnaise und die Kokosmilch in eine Schüssel geben.

2. Gehackte Kräuter, Knoblauch, Frühlingszwiebeln, Essig, Paprika, Salz und Pfeffer in die Schüssel geben. Mischen, bis alles gut vermengt ist.

21. Avocado-Eiersalat

Zutaten für 2 Portionen :

2 Avocados
4 Eier
40 ml Zitronensaft
100 g Dijon Senf

Nährwertangaben pro Portion

Kalorien: 719 kcal
Kohlenhydrate: 3 g
Protein: 22 g
Fett: 65 g

Zubereitung: Zubereitungszeit: 15 Minuten

1. Die Eier hart kochen, gut abschrecken und anschließend klein schneiden.

2. Die Avocado in kleine Würfel schneiden.

3. Alles in einer Schüssel mischen, Zitronensaft und Senf dazu geben.

22. Bunter Salat mit Hähnchenbruststreifen

Zutaten für 2 Personen :

0.67 Stück Hähnchenfilets (etwa 150g)
20 g Kokosöl
1.33 Salatherzen (Blattsalat)
0.67 Bund Rucola (ca. 100g)
2.67 Stück saure Gurken (Knax Stevia)
1.33 Stück Radieschen
3.33 kleine Tomate
50 g Gouda (gewürfelt)
Salz
Pfeffer
Kräuter

Nährwertangaben pro Portion

Kalorien: 291 kcal
Kohlenhydrate: 5 g
Protein: 18 g
Fett: 17 g

Zubereitung: Zubereitungszeit: 20 Minuten

1. Die Hähnchenfilets in schmale Streifen schneiden. Das Kokosöl in eine heiße Pfanne geben und die Hähnchenbruststreifen darin kurz anbraten. Anschließend bei mittlerer Hitze gut durchgaren.

2. Währenddessen Salatherzen und Rucola waschen, abtrocknen und in kleine Stücke zupfen.

3. Tomaten waschen und vierteln. Radieschen waschen und in dünne Scheiben schneiden. Saure Gurken längs halbieren und in kleine Scheiben schneiden.

4. Den gewürfelten Käse und die fertig gebratenen Hähnchenbruststreifen inkl. restlichen Kokosöl zum Salat geben.

5. Alles mit Salz, Pfeffer und Kräutern nach Belieben würzen.

23. Bunter Wurstsalat

Zutaten für 2 Personen :

150 g Lyoner
100 g Gouda
50 g Gewürzgurken (mit Stevia)
50 g Paprika
0.5 Schalotte
1.5 EL Olivenöl
3 EL Weißweinessig
Gurkenwasser
Salz
Pfeffer

Nährwertangaben pro Portion

Kalorien: 514 kcal
Kohlenhydrate: 2 g
Protein: 20 g
Fett: 46 g

Zubereitung: Zubereitungszeit: 35 Minuten

1. Die Lyoner und den Käse in dünne Streifen schneiden.

2. Die Gewürzgurken die Paprika und die Zwiebel entweder auch in Streifen oder in kleine Würfel schneiden.

3. Alles zusammen in eine Schüssel geben und mit dem Öl, dem Essig und dem Gurkenwasser gut vermischen.

4. Zum Schluss den Salat mit Salz und Pfeffer abschmecken.

5. Den Salat dann 30 Minuten Stehen lassen damit alles einziehen kann.

24. Salat mit Hähnchen und Bacon

Zutaten für 4 Personen :

500 g Hähnchenbrust
120 g Bacon
2 EL Olivenöl
200 g Salat
1 Knoblauchzehe
15 g getrocknete Tomate
70 g Champignons
1 kleines Bund Basilikum
120 ml Ranch Dressing

Nährwertangaben pro Portion

Kalorien: 553 kcal
Kohlenhydrate: 3 g
Protein: 35 g
Fett: 44 g

Zubereitung: Zubereitungszeit: 15 Minuten

1. Schneide Hähnchen und Bacon in mundgerechte Stücke und würfel den Knoblauch fein. Erhitze das Olivenöl in einer Pfanne und brate das Hähnchen zusammen mit dem Knoblauch an.

2. Das Hähnchen aus der Pfanne nehmen und beiseite stellen, in der Zwischenzeit den Bacon braten.

3. Vermenge das Hähnchen und den Bacon mit den geschnittenen Champignons in einer großen Schüssel. Gib das geschnittenen Basilikum und eine Handvoll fein geschnittenen Salat dazu. Misch das Ganze, bis alles gut vermengt ist.

4. Die sonnengetrockneten Tomaten darüber streuen und mit Keto Ranch Dressing servieren.

25. Panierte Camembert-Ecken

Zutaten für 2 Personen :

125 g Camembert 45% Fett
10 g Kokosöl
15 g Butter
10 g Haselnusskerne (gehackt, geröstet)
10 g Parmesan (gerieben)
25 g gemahlene Haselnüsse
35 g Pancetta Negroni

Nährwertangaben pro Portion

Kalorien: 521 kcal
Kohlenhydrate: 2 g
Protein: 17 g
Fett: 49 g

Zubereitung:　　　　　　　　　Zubereitungszeit: 15 Minuten

1. Teile den Camembert in acht gleiche Teile.

2. Drücke die beiden Seiten jeder Käseecke in die grob gehackten Haselnüsse.

3. Rolle jedes Stück Camembert in jeweils eine Scheibe Schinken.

4. Vermische Parmesan und gemahlene Haselnüsse zu einer Panade.

5. Wälze die in Schinken eingerollten Käsestücke zuerst in der geschmolzenen Butter und dann in der Panade.

6. Brate die Käsestücke in einer Pfanne mit Kokosöl knusprig.

26. Hähnchen Avocado Salat

Zutaten für 2 Personen :

280 g Hühnerbrust
90 g Bacon
200 g Avocado
120 g gemischter Salat (z.B. Eisbergsalat, Babyspinat)
60 ml Keto Ranch Dressing
Butter, Ghee oder Kokosöl
Salz, Pfeffer

Nährwertangaben pro Portion

Kalorien: 581 kcal
Kohlenhydrate: 3 g
Protein: 39 g
Fett: 44 g

Zubereitung: Zubereitungszeit: 20 Minuten

1. Den Backofen auf 200° C vorheizen. Die Hähnchenbrust von allen Seiten mit Salz und Pfeffer würzen. Eine kleine Pfanne einfetten und die Hähnchenbrust in die heiße Pfanne legen. Das Hähnchen in der Pfanne ca. 5 Minuten goldbraun und knusprig braten.Dann das Huhn umdrehen und zu Ende braten.

2. Sobald das Hähnchen gebraten ist, auf ein Schneidebrett geben und 5 Minuten ruhen lassen.

3. Wenn Du, wie ich, den Speck im Ofen backen möchtest, verteile die Scheiben auf einem mit Backpapier ausgelegten Backblech und backen Sie 10 Minuten bis knusprig und goldbraun sind. Alternativ kannst Du den Speck auch separat in einer Pfanne knusprig braten.

4. Die Avocado und das Hähnchen in Scheiben schneiden. Den Salat zusammenstellen: Beginne mit den grünen Blättern und fügen dann Avocado, knusprigem Bacon und geschnittenes Hähnchen hinzu.

5. Gebe pro Portion ca 2 – 3 EL Ranch Dressing über den Salat.

27. Warmer Zucchini-Salat mit Prosciutto

Zutaten für 2 Personen :

30 ml Olivenöl
3 Knoblauchzehen
115 g Cherrytomaten
1 Prise Salz
Pfeffer
400 g Zucchini
60 g Ziegenkäse
60 g Prosciutto, in Scheiben
150 g Spinat
15 Blatt Basilikum

Nährwertangaben pro Portion

Kalorien: 353 kcal
Kohlenhydrate: 7 g
Protein: 18 g
Fett: 27 g

Zubereitung: Zubereitungszeit: 15 Minuten

1. Den Ofen auf 180°C vorheizen. Ein Backblech mit Backpapier auslegen und Tomaten, Olivenöl, Salz und Pfeffer darauf verteilen. Für 25 Minuten backen, dann den Knoblauch hinzufügen und weitere 8 – 10 Minuten backen, bis der Knoblauch weich ist.

2. Lege ein weiteres Backblech mit Backpapier aus, verteile die Prosciutto-Scheiben darauf und backe sie, bis sie knackig sind. Nach dem Garen aus dem Ofen nehmen und abkühlen lassen.

3. Stelle mit einem Spiralschneider oder Julienne Schäler mit Zucchini-Nudeln her.

4. Den Ziegenkäse in Scheiben schneiden. Auf ein Backblech legen und 5 – 7 Minuten backen, bis der Käse zu schmelzen beginnt.

5. Die Zucchininudeln und den Spinat in eine Pfanne und gut anbraten. Anschließend die die gerösteten Tomaten hinzufügen.

6. Zerbrich die Prosciutto Scheiben in kleine Stücke. Gib die Nudeln in eine Schüssel und vermenge sie mit Prosciutto-Chips, gebackenem Ziegenkäse, Basilikum und etwas Pfeffer.

28. Räucherlachs Salat

Zutaten für 2 Personen :

150 g geräucherter Lachs
160 g Salat
200 g Avocado
2 Eier, gekocht
15 ml Zitronensaft
30 ml Olivenöl

Nährwertangaben pro Portion

Kalorien: 499 kcal
Kohlenhydrate: 4 g
Protein: 26 g
Fett: 40 g

Zubereitung: Zubereitungszeit: 15 Minuten

1. Eier kochen.

2. Spüle den Salat ab, lasse ihn abtropfen und verteile ihn auf zwei Tellern.

3. Den Lachs in mundgerechte Stücke schneiden und über den Salat geben.

4. Schäle die hartgekochten Eier, halbiere sie und lege jeweils eine Hälfte auf die Teller.

5. Avocado entkernen, schälen und in Scheiben schneiden. Die Avocado oben auf den Salat geben.

6. Etwas Zitronensaft über den Salat geben und den Salat vor dem Essen mit Olivenöl beträufeln.

29. Erdbeer-Ziegenkäse-Salat

Zutaten für 2 Personen :

150 g Erdbeeren
150 g Ziegenkäse (2 Stück)
25 g Schweinekruste
50 g Pekannüsse
120 g gemischter Salat
2 EL Olivenöl
1 TL Balsamico Essig

Nährwertangaben pro Portion

Kalorien: 679 kcal
Kohlenhydrate: 9 g
Protein: 28 g
Fett: 57 g

Zubereitung: Zubereitungszeit: 60 Minuten

1. Die Schweineschwarten in einen Mixer geben und kurz mixen bis sie zerkrümelt sind.

2. Den Ziegenkäse in der Breite halbieren und in den zerkrümelten Schweinekrusten wenden. Du kannst etwas Olivenöl auf die trockene Käseseite pinseln, damit die Krusten am Käse haften bleiben. Die Käsehälften mit der aufgeschnittenen Seite nach oben auf ein mit Backpapier ausgelegtes Backblech legen und etwa eine Stunde in den Gefrierschrank stellen, um zu verhindern, dass der Käse beim Grillen schmilzt.

3. Nach einer Stunde den Käse aus dem Froster nehmen und bei 225°C für ca. 5 Minuten grillen.

4. Unterdessen die Erdbeeren waschen und auf ein mit Backpapier ausgelegtes Backblech legen. In Balsamico-Essig wenden und in den Ofen geben. Bei 225°C für 7-10 Minuten backen. Die Erdbeeren geben ihren Saft ab und zusammen mit dem Essig entsteht eine köstliche Vinaigrette!

5. Salat waschen und zum Trocknen in eine Salatschleuder geben oder mit einem Küchentuch trocken tupfen. In eine Schüssel geben und die Pekannüsse hinzufügen.

6. Den Salat mit Olivenöl beträufeln. Die Erdbeeren und den Erdbeersaft hinzufügen. Optional kannst du den Salat mit den Blütenpollen bestreuen!

30. Griechischer Salat

Zutaten für 2 Personen :

1 Romanesco
3 Champignons
75 g Feta
2 EL Salatkornmix
2 EL Olivenöl
Salz und Pfeffer

Nährwertangaben pro Portion

Kalorien: 250 kcal
Kohlenhydrate: 2 g
Protein: 17 g
Fett: 45 g

Zubereitung: **Zubereitungszeit: 10 Minuten**

1. Salat waschen und klein zupfen.

2. Feta würfeln

3. Champignons putzen und in dünne Scheiben schneiden

4. Alles zusammen in eine Schüssel geben, mit Olivenöl beträufeln und mit Salatkornmix anrichten.

Fleischgerichte

31. Ranch Salat-Wrap

Zutaten für 1 Portion :

Salat-Wrap
60 g Salatblätter
30 g Bacon
50 g Tomate
25 g Avocado

Schnelles Ranch Dressing
15 g Mayonnaise
1 TL Zitronensaft
1 TL Petersilie
1/4 TL Knoblauchpulver
1/4 TL Zwiebelpulver
Salz, Pfeffer

Nährwertangaben pro Portion

Kalorien: 244 kcal
Kohlenhydrate: 4 g
Protein: 12 g
Fett: 20 g

Zubereitung: Zubereitungszeit: 10 Minuten

1. Mische zuerst die Zutaten für das Ranch Dressing in einer kleinen Schüssel oder einem Glas.

2. Lege ein Stück Brot Papier oder Aluminiumfolie aus. Darauf legst Du den Salat in einer Schicht und belegst ihn mit Bacon, Tomate und Avocado. Das Dressing einfach darüber geben.

3. Rolle das ganze wie eine Sushi-Rolle, indem Du das Brotpapier beim Umschlagen nach oben und unten ziehst, damit Du das Papier nicht in die Rolle wickelst.

4. Rolle die Ränder fest ein und mit einem scharfen Messer einfach halbieren. Zum Essen einfach das Brotpapier wegmachen, wie Du es beim Essen eines Burritos machen würdest.

32. Beef Ramen

Zutaten für 4 Personen:
400 g Steak
60 g Frühlingszwiebeln
Olivenöl
5 g Ingwer, gerieben
2 Knoblauchzehen
140 g Pak Choi
140 g Champignons
1.4 L Rinderbrühe
30 ml Fischsauce
30 ml Sojasauce
400 g Seetangnudeln
4 Eier
Salz, Pfeffer

Toppings

15 g Sriracha
60 ml Olivenöl

Nährwertangaben pro Portion

Kalorien: 450 kcal

Kohlenhydrate: 9 g

Protein: 32 g

Fett: 32 g

Zubereitung: **Zubereitungszeit: 40 Minuten**

1. Bereite das Steak vor und brate es maximal medium, da es in der Suppe noch nachzieht. Lass das Fleisch noch etwas ruhen bevor es in Scheiben geschnitten wird.
2. In der Zwischenzeit das Olivenöl in einem Topf erhitzen. Lege die weißen Zwiebelteile mit Ingwer und Knoblauch in den Topf. Bei mittlerer Hitze kochen, bis es duftet.
3. Pak Choi Stiele hacken und 3-5 Minuten kochen lassen.
4. Gehackte Blätter, Fischsauce, Sojasauce und Rinderbrühe hinzufügen. Bei starker Hitze zum Kochen bringen. Sobald es zu köcheln beginnt, reduziere die Hitze auf mittlere.
5. Füge die in Scheiben geschnittene Pilze hinzu und koche sie für ungefähr 5 Minuten.
6. Füge die Seetangnudeln hinzu und stelle die Hitze ab. Mit Salz und Pfeffer abschmecken.
7. Mische das Öl und die Sriracha. Koche die Eier.
8. Zum Zusammenstellen die Suppe in Schüsseln gießen. Mit geschnittenen Steak, Frühlingszwiebeln, Eiern, Sriracha Sauce begießen.

33. Chorizo Pizza

Zutaten für 2 Personen :

170 g Mozzarella, gerieben
55 g Frischkäse
1 Ei
1/2 TL Salz
85 g Mandelmehl

Belag
60 g zuckerfreie Pizzasauce
55 g Mozzarella, gerieben
30 g Parmesan, gerieben
80 g Chorizo
Basilikum

Nährwertangaben pro Portion

Kalorien: 805 kcal

Kohlenhydrate: 10 g

Protein: 28 g

Fett: 41 g

Zubereitung: Zubereitungszeit: 30 Minuten

1. Beginne mit der Herstellung des Pizzateiges. Den geriebenen Mozzarella und den Frischkäse in eine Schüssel geben. Das ganze für 1 Minute in die Mikrowelle. Vermenge das ganze und gebe es dann noch einmal für weitere 30 Sekunden in die Mikrowelle. Danach nochmal mischen.
2. Das Ei, Salz und Mandelmehl hinzufügen und gut vermischen.
3. Den Teig auf ein Backpapier legen und mit den Händen flach drücken bis der Teig 1/2 – 1 cm dick ist. Sprühe etwas Olivenöl auf deine Hände, damit der Teig nicht klebt.
4. Im Ofen auf 220°C, 10 - 15 Minuten backen bis der Boden fest ist.
5. Aus dem Ofen nehmen und die Pizzasauce darauf verteilen. Danach den geriebenen Mozzarella und Parmesankäse darauf verteilen und mit den Chorizoscheiben belegen.
6. 5 Minuten in den Ofen stellen. Aus dem Ofen nehmen und mit frischem Basilikum belegen.

34. Mexikanische Chorizo-Bowl

Zutaten für 2 Personen :

160 g Chorizo Würstchen
160 g frische Würstchen
1/2 Jalapeño
1 EL Oregano
40 g Zwiebel
75 g Cherrytomaten
60 g Paprika, grün
1 kleine Frühlingszwiebel
1 EL Olivenöl
1/4 TL Tamari Sauce
1 TL Limettensaft
2 Eier
100 g Avocado
1/4 TL Paprika, edelsüß
Salz, Pfeffer

Nährwertangaben pro Portion

Kalorien: 726 kcal

Kohlenhydrate: 8 g

Protein: 32 g

Fett: 60 g

Zubereitung: Zubereitungszeit: 25 Minuten

1. Entferne die Haut von den frischen Würstchen und der Chorizo. Das Fleisch in einer trockenen, antihaftbeschichteten Pfanne 5 Minuten lang braten, bis es gebräunt ist und beim Braten zerteilen, so dass es einer Hackfleischkonsistenz ähnelt.

2. Zwiebeln, Paprika und Jalapeño dazugeben und bei mittlerer Hitze braten, bis die Zwiebeln weich und glasig sind. Vom Herd nehmen und erstmal beiseite stellen.

3. Mische in einer Schüssel Olivenöl, Limettensaft, Tamari, eine Prise Salz und Pfeffer. Mit den Tomaten, Oregano und Frühlingszwiebeln eine schnelle Salsa zaubern.

4. Pochiere die Eier, indem Du einen Topf mit kochendem Wasser, bei mittlerer Hitze leicht köcheln lässt.
Knacke jedes Ei einzeln in eine Tasse. Erzeuge vorsichtig mit einem Löffel einen Strudel und gieße das Ei vorsichtig ins Wasser. 3 (weich) – 5 Minuten (hart) kochen. Mit einem Schaumlöffel herausholen und zum Abtropfen auf Küchenpapier legen.

5. Nun fülle das Wurstgemisch in eine Schüssel und belege es mit dem pochiertem Ei, Avocado, Sour Creme und Sriracha Sauce.

35. Pulled Pork Burger mit Coleslaw

Zutaten für 8 Personen :

1.5 kg Schweineschulter, ohne Knochen
150 g Zwiebeln
3 Lorbeerblätter
8 Eiweißbrötchen

Rub
1 EL Zwiebelpulver
1 EL Knoblauchpulver
1 EL Paprikapulver
1 TL geräuchertes Paprikapulver
2 TL Salz
1/2 TL Pfeffer

Coleslaw
400 g Weißkohl
1 Karotte
60 g rote Zwiebel
80 g Mayonnaise
1 Spritzer Zitrone
Pfeffer

Nährwertangaben pro Portion

Kalorien: 468 kcal

Kohlenhydrate: 5 g

Protein: 27 g

Fett: 37 g

Zubereitung: Zubereitungszeit: 8 Stunden

1. Heize deinen Slowcooker vor und stelle ihn auf die Stufe „High". Mische alle Gewürze für den Rub in einer Schüssel. Schneide die Haut des Schweinefleischs rautenförmig ein.
2. Reibe das Fleisch gut mit der Gewürzmischung ein, Die Zwiebel schälen und grob schneiden. Gib die Zwiebel in den vorgeheizten Slowcooker und füge Lorbeerblätter hinzu.
3. Das Schweinefleisch auf die Zwiebeln legen und mit einem Deckel abdecken. Du brauchst kein Wasser – es ist genug im Schweinefleisch. Koche das Ganze nun auf „niedrig" 8-10 Stunden. (Die genaue Zeit hängt vom Kocher ab).
4. Öffne nach der Garzeit den Deckel und lass als erstes den heißen Dampf ab. Um das Schweinefleisch knusprig zu bekommen, den Ofen auf 200°C vorheizen. Das gekochte Schweinefleisch mit einer Zange oder zwei Gabeln auf ein mit Pergamentpapier ausgelegtes Backblech legen. Das Schweinefleisch mit der BBQ-Soße bedecken und in den Ofen stellen. 30-40 Minuten kochen lassen. Alternativ kannst du das Fleisch zurück in den Slowcooker geben und abgedeckt für ungefähr eine Stunde kochen.
5. Unterdessen die Soße zubereiten. Gießen Sie den Bratensaft mit den gekochten Zwiebeln und Lorbeerblättern in einen Mixer. Püriere bis es glatt ist und stelle es beiseite (Ich benutze einen Kenwood Mixer).
6. Wenn das Schweinefleisch gekocht und knusprig ist, aus dem Ofen nehmen und in eine Schüssel geben. Mit zwei Gabeln das Fleisch in kleinere Stücke zerkleinern. Gieße die Sauce aus dem Mixer über das Fleisch und vermenge es gut.

36. Würziger Hackfleisch-Auflauf mit Blumenkohl

Zutaten für 4 Personen :

1 kg Blumenkohl
75 ml Rapsöl
Salz
Pfeffer, aus der Mühle
1 Zwiebel
1 Knoblauchzehe
600 g gemischtes Hackfleisch
2 EL Tomatenmark
1 TL Paprikapulver, edelsüß
1 Prise Chilipulver
100 ml Fleischbrühe
100 g Schmand
100 g geriebener Käse, z.B. Gouda, Emmentaler, Bergkäse

Nährwertangaben pro Portion

Kalorien: 750 kcal
Kohlenhydrate: 6 g
Protein: 44 g
Fett: 63 g

Zubereitung: Zubereitungszeit: 45 Minuten

1. Den Backofen auf 220 °C Ober- und Unterhitze vorheizen. Den Blumenkohl waschen, in Röschen teilen, die Stiele schälen und würfeln. Blumenkohl mit 3-4 EL Öl, Salz und Pfeffer vermengen und in eine große Auflaufform geben. Im Ofen ca. 15 Minuten backen.

2. Die Zwiebel und den Knoblauch schälen und beides fein hacken. Übriges Öl in eine heiße Pfanne geben. Das Hackfleisch darin unter gelegentlichem Wenden krümelig und leicht gebräunt braten. Zwiebeln und Knoblauch dazu geben und glasig braten. Das Tomatenmark untermischen, Paprikapulver und Chili darüber streuen und mit der Brühe ablöschen. Die Brühe einköcheln lassen und mit Salz und Pfeffer abschmecken.

3. Blumenkohl aus dem Ofen nehmen und mit dem Hackfleisch vermischt in 4 Portionsofenformen (oder eine große Auflaufform geben). Den Schmand in Klecksen darauf verteilen, mit Käse bestreuen und im Ofen weitere 15-20 Minuten bei 200°C überbacken.

37. Lamm mit Sellerie

Zutaten für 6 Personen :

1 Staudensellerie (etwa 700g)
200 g Petersilie (frisch)
200 g Minze (frisch, oder 1 gehäufter EL getrocknete Minze)
500 g Lammfleisch (gerne auch mit Knochen)
1 Zwiebel (groß)
1 TL Kurkuma
1/2 TL Safran (gemahlen)
2 EL Zitronensaft
75 g Butter
60 g Ghee

Nährwertangaben pro Portion

Kalorien: 431 kcal
Kohlenhydrate: 10 g
Protein: 30 g
Fett: 28 g

Zubereitung:

Zubereitungszeit: 130 Minuten

1. Wenn Du frische Kräuter verwendest: Wasche die frischen Kräuter, befreie sie von den Stielen und hacke die Blätter klein. Gib etwas Ghee in eine Pfanne und brate die frischen Kräuter für etwa 20 Minuten unter ständigem Rühren an. Sie dürfen nicht schwarz werden. Stelle die Kräuter zur Seite. Wenn Du getrocknete Kräuter verwendest, lass diesen Schritt weg.
2. Die Zwiebeln in kleine Würfel schneiden und zu den Kräutern dazugeben. Bei mittlerer Hitze in einer großen Pfanne in etwas Ghee goldbraun anbraten.
3. Streue Kurkuma über die Zwiebeln und wende alles einmal gut durch.
4. Schneide das Fleisch in etwa 2x2cm große Stücke. Gib das Fleisch in die Pfanne und brate es etwa 8-10 Minuten mit.
5. Safran über das Fleisch geben und gut mit Pfeffer würzen.
6. Staudensellerie putzen und in 2cm lange Stücke schneiden.
7. Gib jetzt die angebratenen Kräuter und den Sellerie zum Fleisch dazu und rühre alles gut um.
8. Gieße etwa einen halben Liter Wasser dazu, rühre noch einmal gut um und lasse alles etwa 1,5 Stunde bei kleiner Hitze zugedeckt (also Deckel drauf) vor sich hin köcheln.
9. Nachdem das Fleisch etwa eine Stunde gekocht hat, salze alles und rühre den Zitronensaft und die Butter unter.
10. Sollte das Wasser im Topf/im Wok zu wenig werden, gieße noch etwas kaltes Wasser nach. Es sollte jedoch so wenig Wasser wie möglich verdampfen.
11. Serviere alles mit Blumenkohlreis.

38. Keto-Flammkuchen

Zutaten für 3 Personen :

3 Eier
200 g Gouda (gerieben, oder anderer Käse)
200 g Hüttenkäse (körniger Frischkäse)
125 g Bacon (gewürfelt)
200 g Crème Fraîche
3 Stück Frühlingszwiebel
30 g Mandelmehl (oder gemahlene Mandeln)

Nährwertangaben pro Portion

Kalorien: 760 kcal
Kohlenhydrate: 10 g
Protein: 42 g
Fett: 61 g

Zubereitung:

Zubereitungszeit: 30 Minuten

1. Eier, Käse, Hüttenkäse und Mandelmehl miteinander verrühren.

2. Den Teig auf einem mit Backpapier / Silikonmatte ausgelegten Backblech verteilen und für ca. 20 Minuten 180°C backen.

3. Den Teig aus dem Ofen holen, und Crème fraîche großzügig auf dem Teig verteilen.

4. Die Schinkenwürfel und Frühlingszwiebeln (natürlich vorher klein schneiden) auch auf dem Teig verteilen und noch einmal für ca. 5 Minuten in den Ofen schieben. Fertig!

39. Szegediner Gulasch

Zutaten für 2 Personen :

250 g Schweineschulter
300 g Sauerkraut (abwaschen)
1 kleine Zwiebel (fein gehackt)
20 g Ghee (oder Kokosöl)
1 EL Tomatenmark
1 EL Paprikagewürz (edelsüß und rosenscharf)
Suppe (oder Wasser)
Salz
1 EL Majoran
1 Zehe Knoblauch (fein gehackt)
Kümmel (ganz)
Lorbeerblatt
3-4 EL Sauerrahm

Nährwertangaben pro Portion

Kalorien: 398 kcal

Kohlenhydrate: 5 g

Protein: 24 g

Fett: 25 g

Zubereitung:

Zubereitungszeit: 50 Minuten

1. Die Zwiebeln im Ghee goldgelb anrösten.

2. Paradeismark einrühren, Hitze verringern und Paprikapulver zugeben.

3. Mit warmer Suppe oder Wasser aufgießen.

4. Hitze wieder erhöhen, mit Salz, Pfeffer, Kümmel, Lorbeerblatt und Knoblauch würzen und zugedeckt kräftig kochen lassen.

5. Hitze reduzieren und das würfelig geschnittene rohe Fleisch und das Sauerkraut zugeben. Alles auf kleiner Flamme langsam insgesamt ca. 45 Minuten köcheln lassen, bis Sauerkraut und Fleisch weich sind.

6. Zum Schluss mit Sauerrahm verfeinern.

40. Bacon Burger Rolle

Zutaten für 2 Personen :

450 g Hackfleisch
1 Ei
1 TL Salz
1/2 TL Pfeffer
1 TL Knoblauch granuliert
3 Scheiben Schinken
4-5 Scheiben Kerrygold Cheddar
1 Packung. Bacon
1/2 Paprika
2 kleine Tomaten

Nährwertangaben pro Portion

Kalorien: 941 kcal

Kohlenhydrate: 3 g

Protein: 76 g

Fett: 67 g

Zubereitung: Zubereitungszeit: 60 Minuten

1. Den Ofen auf 180°C vorheizen.
2. Hackfleisch, Eier und Gewürze gut vermischen.
3. Auf einem mit Alufolie ausgelegten Backblech wie einen Pizzateig verteilen.
4. Die Schinken- und Käsescheiben und anschließend auch gleichmäßig darauf legen.
5. Paprika und Tomaten waschen, würfeln und auf dem Käse verteilen.
6. Nun rolle die Hackfleischmasse vorsichtig ein, dabei die Alufolie nicht mit einrollen.
7. Auf einer zweiten Alufolie die Baconstreifen eng aneinander reihen.
8. Die Hackrolle darauf legen und so einrollen, dass die Baconstreifen die Hackrolle vollständig umschließen.
9. Alles zusammen mit Alufolie umwickeln und verschließen, so dass nichts auslaufen kann.
10. Für 25 Minuten im Ofen backen.
11. Nach diesen 25 Minuten die Alufolie entfernen, den Ofen auf 260°C stellen und noch einmal 20 Minuten backen.
12. 5 Minuten abkühlen lassen und mit etwas Salat oder einer anderen Beilage servieren.

41. Eier-Hackpfanne

Zutaten :

2 Eier
1 Tomate (etwa 50 g)
50 g Paprika (etwa eine halbe gelbe Paprika)
30 g Pinienkerne
30 g Hackfleisch
30 g Kokosöl

Nährwertangaben pro Portion

Kalorien: 758 kcal

Kohlenhydrate: 10 g

Protein: 26 g

Fett: 65 g

Zubereitung: Zubereitungszeit: 15 Minuten

1. Die Pinienkerne in einer Pfanne mit etwas Kokosöl braun braten.

2. Die Tomaten klein würfeln und zusammen mit dem Hackfleisch in die Pfanne geben.

3. Wenn das Hackfleisch gut durchgebraten ist, die 2 Eier dazu geben und fertig braten.

4. Nach Bedarf mit Salz, Pfeffer und weiteren Gewürzen würzen.

42. Putengeschnetzeltes mit Zucchini & Fenchel

Zutaten für 4 Personen :

500 g Putenfleisch
30 g Kokosöl (zum Anbraten)
1 Zucchini (~ 300g)
1 Fenchelknolle
100 g Crème Fraîche
100 g Frischkäse
1 Zwiebel
Salz & Pfeffer
Kräuter (nach Belieben)

Nährwertangaben pro Portion

Kalorien: 379 kcal

Kohlenhydrate: 5 g

Protein: 33 g

Fett: 23 g

Zubereitung: Zubereitungszeit: 35 Minuten

1. Zuerst das Putenfleisch in kleine, mundgerechte Stücke schneiden, mit Salz und Pfeffer würzen und erstmal wieder beiseite stellen.
2. Nun die Zwiebel in kleine Würfel schneiden und zusammen mit dem Kokosöl zum Anbraten in eine große Pfanne geben.
3. Die Fleischstücke dazugeben und von allen Seiten gut anbraten.
4. In der Zwischenzeit die Zucchini längs vierteln und in kleine Stücke schneiden.
5. Bei der Fenchelknolle die Wurzel wegschneiden, den oberen Strunk ebenso, diesen aber beiseite legen, den brauchen wir noch. Dann die Fenchelknolle ebenso vierteln und in Scheiben schneiden.
6. Wenn das Fleisch gut angebraten ist, Zucchini und Fenchel hinzugeben.
7. Alles zusammen für etwa 10 Minuten weiter köcheln lassen.
8. Währenddessen noch den oberen Strunk des Fenchels mit den feinen Blättern ganz fein schneiden.
9. Sollte jetzt in der Pfanne kein Wasser mehr vorhanden sein, alles mit etwas Wasser ablöschen.
10. Anschließend Creme fraîche und Frischkäse dazugeben und gut mit Fleisch und Gemüse vermengen.
11. Die Sauce mit Wasser bis zur gewünschten Konsistenz strecken.
12. Mit Salz, Pfeffer und Kräutern nach Belieben abschmecken.
13. Zum Abschluss als Deko die feinen Fenchelblätter auf das Geschnetzelte geben.

43. Käse-Hack-Lauch-Pfanne

Zutaten für 4 Personen :

1 EL Kokosöl
500 g Hackfleisch
2 Stangen Lauch
1 Zwiebel (rot)
1 Zehe Knoblauch
600 ml Brühe
200 g Schmelzkäse 45% Fett.
Pfeffer
Salz
Kümmel
Muskat

Nährwertangaben pro Portion

Kalorien: 526 kcal
Kohlenhydrate: 4 g
Protein: 35 g
Fett: 41 g

Zubereitung:　　　　　　　　　Zubereitungszeit: 15 Minuten

1. Brate das Hackfleisch in einer großen und hohen Pfanne zusammen mit den Zwiebeln und dem Knoblauch an.

2. Schneide den Lauch in Röllchen und brate diese mit dem Hack kurz an.

3. Lösche alles mit der Brühe ab.

4. Gib den Schmelzkäse dazu und lasse alles kurz aufkochen.

5. Alles gut würzen und servieren.

44. Ofen Hähnchenbrustfilet gefüllt & überbacken

Zutaten für 3 Personen :

600 g Hähnchenbrustfilet
120 g Mozzarella
80 g Cheddar geraspelt
1 Tomaten
30 g Keto Pesto (Seite 63)
Salz
Pfeffer

Nährwertangaben pro Portion

Kalorien: 523 kcal
Kohlenhydrate: 2 g
Protein: 64 g
Fett: 27 g

Zubereitung: **Zubereitungszeit: 55 Minuten**

1. Nachdem du alle Zutaten für das Low Carb Rezept zusammen hast, heize den Backofen auf 180° C vor (Umluft).

2. Streiche eine Auflaufform mit Öl aus, reinige das Fleisch mit Wasser und tupfe es anschließend trocken.

3. Schneide jetzt die Tomate und den Mozzarella-Käse in Scheiben.

4. Das Geflügelfleisch quer, alle 2 cm, einschneiden (nicht durchschneiden).

5. Jetzt abwechselnd Mozzarella und Tomatenscheiben in die Schnitte stecken.

6. Mit Pfeffer würzen, in die Auflaufform legen und Cheddar darüber streuen.

7. Zum Schluß das Low Carb Hähnchenbrustfilet im Ofen 40 Minuten fertig backen und servieren.

45. Hähnchen-Blumenkohl Auflauf mit Pesto

Zutaten für 2 Personen :

244 g Hähnchenschenkel ohne Haut
112 g Cheddar
120 g Sahne hoher Fettanteil
140 g Blumenkohl
45 g Lauch
56 g Tomate
28 g Butter ungesalzen
16 g Keto Pesto (nächste Seite)
1 TL Salz
1/2 TL Pfeffer

Nährwertangaben pro Portion

Kalorien: 724 kcal
Kohlenhydrate: 6 g
Protein: 43 g
Fett: 56 g

Zubereitung:

Zubereitungszeit: 40 Minuten

1. Den Backofen auf 180° Umluft vorheizen.
2. Die Butter in einer Pfanne erhitzen.
3. Das Hähnchenfleisch in Stücke schneiden.
4. Das Huhn in der Pfanne für ca. 6-8 Minuten goldbraun garen.
5. Salz und Pfeffer zum Hähnchen geben.
6. Pesto und Sahne vermischen.
7. Das Hähnchen in eine Auflaufform geben und die Pesto-Sahne Creme hinzufügen.
8. Blumenkohl, Tomate und Lauch in Stücke hacken.
9. Die Gemüsestücke in die Auflaufform füllen.
10. Den Käse in kleine Stücke schneiden und oben drauf streuen.
11. Den Auflauf 25-30 Minuten fertig backen.

46. Keto Pesto

Zutaten für 10 Personen :

25 g Pinienkerne (rösten)
60 g Parmesan
180 ml Olivenöl
1 TL Knoblauch
2 TL Tomatenmark
3 g Basilikum

Nährwertangaben pro Portion

Kalorien: 203 kcal

Kohlenhydrate: 1 g

Protein: 3 g

Fett: 3 g

Zubereitung: Zubereitungszeit: 5 Minuten

1. Alle Zutaten für das Rezept vorbereiten

2. Die Pinienkerne rösten

3. Alle Zutaten in einer Schüssel mit einem Pürierstab mixen und dabei langsam das Olivenöl hinzugeben

4. Fertig ist deine Keto Pesto

47. Keto Rippchen

Zutaten für 4 Personen :

RIPPCHEN

1 kg Rippchen Schälrippe vom Schwein
360 ml Hühnerbrühe
45 ml Limettensaft
1 TL Knoblauch gehackt
1 TL Salz

SAUCE

180 ml Mayonnaise
45 ml Limettensaft
40 g Schalotten
10 g Knoblauch
1 Handvoll Petersilie
1/2 TL Salz

Nährwertangaben pro Portion

Kalorien: 606 kcal
Kohlenhydrate: 8 g
Protein: 51 g
Fett: 63 g

Zubereitung:

Zubereitungszeit: 140 Minuten

RIPPCHEN

1. Den Ofen vorheizen, 150° Umluft.

2. Die Rippchen in eine Fettpfanne oder einen Bräter legen. Mit Salz bestreuen und Brühe, Limettensaft und Knoblauch zufügen.

3. Mit einem Deckel oder Alufolie fest verschließen und für ca. 2 Stunden in den Ofen schieben.

SAUCE

1. Schalotten und Knoblauch schälen.

2. In ein hohes Gefäß geben und die restlichen Zutaten hinzufügen.

3. Mit einem Pürierstab fein pürieren und zu den Rippchen reichen.

48. Gefüllte Paprika

Zutaten für 1 Person :

150 g Hackfleisch
1 grüne Paprika
15 g geriebener Käse (nach belieben)
15 g Emmentaler
1 EL Butter
Salz und Pfeffer

Nährwertangaben pro Portion

Kalorien: 520 kcal
Kohlenhydrate: 9 g
Protein: 38 g
Fett: 39 g

Zubereitung: Zubereitungszeit: 35 Minuten

1. Butter in einer Pfanne erhitzen und das Hackfleisch anbraten.
2. Mit Salz und Pfeffer abschmecken.
3. Den Emmentaler untermischen.
4. Die Paprika waschen und den Deckel entfernen.
5. Die Paprika entkernen.
6. Das gebratene Hackfleisch in die Paprika füllen und mit dem gerieben Käse bestreuen.
7. Paprika in eine Auflaufform geben und im Ofen bei 180 Grad backen.

49.Spargel im Speckmantel

Zutaten für 2 Personen :

500 g Spargel
100 g Speck
20 ml Kokosöl
1 TL Salz
1/2 TL Pfeffer

Nährwertangaben pro Portion

Kalorien: 260 kcal
Kohlenhydrate: 5 g
Protein: 14 g
Fett: 20 g

Zubereitung: **Zubereitungszeit: 30 Minuten**

1. Den Ofen auf 150° vorheizen.

2. Spargel waschen und schälen. Je 3 Stangen mit einer Scheibe

3. Speck umwickeln und auf ein Backblech legen.

4. Mit dem Kokosöl einölen und mit Salz und Pfeffer würzen.

5. Bei 150° Umluft ca. 20-30 min backen.

50. Pizzarolle

Zutaten für 2 Personen :

180 g Edamer Käse geschreddert
180 g Quark (40% Fett)
60 g Passierte Tomaten
3 Stück Eier
1 Scheibe gekochter Schinken
2 Stangen Frühlingszwiebel
10 g Rucola
Salz
Pfeffer

Nährwertangaben pro Portion

Kalorien: 595 kcal
Kohlenhydrate: 6 g
Protein: 46 g
Fett: 43 g

Zubereitung:

Zubereitungszeit: 40 Minuten

1. Zutaten für das Pizzarollen Rezept vorbereiten
2. Ofen auf 180 C vorheizen (Umluft) und ein Backblech mit Backpapier auslegen
3. Quark, Eier und 2/3 von dem Edamer Käse in einer kräftigen Küchenmaschine (z.B. Kitchenaid oder Kenwood Cooking Chef) zu einem Teig kneten
4. Den Teig auf dem Backpapier ausstreichen und danach etwa 10 Minuten backen
5. In der Zwischenzeit Frühlingszwiebeln in kleine Ringe schneiden
6. Kochschinken in Stücke schneiden
7. Rucola zerpflücken
8. Die passierten Tomaten mit Salz und Pfeffer würzen, das Blech aus dem Backofen nehmen und die Sauce auf den Teig streichen
9. Frühlingszwiebeln und den Kochschinken darauf verteilen
10. Den restlichen Edamer darüber streuen und weitere 10 Minuten im Ofen backen
11. Dann aus dem Backofen nehmen und 2 Minuten abkühlen lassen
12. Den Rucola darüber verteilen, alles vorsichtig aufrollen und fest in eine Alufolie wickeln (so lassen sich leichter Stücke schneiden)
13. Nach dem Schneiden die Aluminiumfolie und die Pizzarollen servieren

51. Puten Schnitzel

Zutaten für 1 Portion :

150 g Putenbrust
1 EL Butter
1 EL Schnittlauch geschnitten
1 Ei
2 Gewürzgurken
Salz und Pfeffer

Nährwertangaben pro Portion

Kalorien: 315 kcal

Kohlenhydrate: 3 g

Protein: 42 g

Fett: 16 g

Zubereitung: Zubereitungszeit: 15 Minuten

1. Die Putenbrust waschen und gut trocken tupfen.
2. Die getrocknete Putenbrust flach klopfen und mit Salz und Pfeffer würzen.
3. Butter in einer Pfanne erhitzen und das Fleisch von beiden Seiten anbraten bis es nicht mehr Rosa ist.
4. Währenddessen die Gewürzgurken und Schnittlauch klein schneiden.
5. Die fertige Putenbrust aus der Pfanne nehmen und das Ei hineinschlagen und braten.
6. Das Fleisch zusammen mit dem Spiegelei auf einem Teller anrichten und mit dem Schnittlauch und den Gewürzgurken garnieren.

52. Sesam Minze Patties

Zutaten für 3 Personen :

500 g Hackfleisch halb und halb
1 Ei
10 g Sesam
1 Handvoll Minze frisch
Salz
Pfeffer
Olivenöl für die Pfanne

Nährwertangaben pro Portion

Kalorien: 417 kcal
Kohlenhydrate: 1 g
Protein: 35 g
Fett: 31 g

Zubereitung: **Zubereitungszeit: 25 Minuten**

1. Die Zutaten für die Patties vorbereiten
2. Minze hacken
3. Eine Pfanne mit Öl auswischen
4. Alle Zutaten miteinander vermengen
5. Kleine Patties formen und 15 Minuten fertig braten

53. Kasseler mit Sauerkraut

Zutaten für 1 Person :

150 g Kasseler

150 g Sauerkraut

1/4 Zwiebel optional

1 Lorbeerblatt optional

Schwarze Pfefferkörner optional

3 Nelken optional

Wacholderbeeren optional

Nährwertangaben pro Portion

Kalorien: 248 kcal

Kohlenhydrate: 1 g

Protein: 40 g

Fett: 8 g

Zubereitung: Zubereitungszeit: 20 Minuten

1. Eine beschichtete Pfanne mit etwas Öl benetzen.

2. Kasseler von beiden Seiten braten, bis es außen etwas bräunlich wird.

3. Danach mit Pfeffer würzen.

4. Das Kraut abtropfen lassen und in einer Pfanne erwärmen.

5. Fertig !

54. Zuckerschoten mit Speck

Zutaten für 4 Personen :

300 g Zuckerschoten
120 ml Zitronensaft
80 g Speck gewürfelt
8 g Knoblauch
0.5 TL Rote Pfeffer Flakes

Nährwertangaben pro Portion

Kalorien: 110 kcal
Kohlenhydrate: 8 g
Protein: 10 g
Fett: 10 g

Zubereitung: Zubereitungszeit: 10 Minuten

1. Den Knoblauch klein hacken.
2. 80 g gewürfelten Speck in einer Pfanne anbraten.
3. Danach die Herdtemperatur verringern, die Zuckerschoten und den Knoblauch dazugeben und für 1-2 Minuten garen.
4. Anschließend den Zitronensaft zufügen und weitere 1-2 Minuten köcheln.
5. Jetzt die Zuckerschoten aus der Pfanne nehmen, die roten Pfeffer Flakes über darüber streuen und servieren.
6. Auch ideal als Beilag.

55. Geflügel-Roulade

Zutaten für 4 Personen :

500 g Hähnchenbrustfilet 4 Stück
150 g Halloumi - Grillkäse
250 ml Keto Pesto (Rezept 46)
1 EL Olivenöl
5 g Schale einer Zitrone
1 TL Knoblauch
1 TL Salz
1 TL Pfeffer
2 EL Olivenöl zum braten

Nährwertangaben pro Portion

Kalorien: 701 kcal
Kohlenhydrate: 4 g
Protein: 43 g
Fett: 44 g

Zubereitung:

Zubereitungszeit: 30 Minuten

1. Wasche die Hähnchenbrust unter fließendem Wasser.
2. Trockne sie anschließend mit Papierhandtüchern gut ab.
3. Filetiere die Hähnchenbrust möglichst dünn.
4. Klopfe die Hähnchenbrust-Filets mit einem Fleischhammer (flache Seite) platt.
5. Vermische in einer Schüssel 250 ml Pesto (1/4 Cup) mit 1 Esslöffel Olivenöl.
6. Verteile das Pesto auf der Hähnchenbrust.
7. Reibe eine Schale von 1 Zitrone über das Huhn.
8. Schneide den Halloumi-Käse in kleine Stücke und verteile den Käse auf dem Hähnchen.
9. Rolle die Filetstücke so gut wie möglich zusammen und befestige das Ganze mit Stäbchen (evtl. Zahnstocher).
10. Heize den Backofen auf 230 Grad Celsius vor.
11. Nimm eine gußeiserne Pfanne und bestreiche diese mit 2 EL Olivenöl.
12. Nun die Rouladen in der Pfanne anbraten, so dass alle Seiten ein wenig braun werden.
13. Schiebe danach alles in den Ofen und lasse es für 6-7 Minuten durchgaren.
14. Sobald klare Säfte aus der Roulade laufen, aus dem Ofen nehmen, kurz für 5-6 Minuten ruhen lassen und servieren.

56. Hähnchen Spinat Curry

Zutaten für 4 Personen :

500 g Hähnchenbrustfilet
3 Tomaten
250 g Blattspinat
1 Knoblauchzehe
1 Zwiebel
400 ml Kokosmilch
2 EL Öl
2 EL Currypulver
Salz und Pfeffer

Nährwertangaben pro Portion

Kalorien: 380 kcal
Kohlenhydrate: 8 g
Protein: 35 g
Fett: 25 g

Zubereitung: Zubereitungszeit: 20 Minuten

1. Das Hähnchenbrustfilet waschen, trocken tupfen und in kleine mundgerechte Stücke schneiden.
2. Die Tomaten waschen und würfeln.
3. Die Zwiebel schälen und würfeln.
4. Den Knoblauch schälen und fein hacken oder eine Knoblauchpresse benutzen.
5. Öl in einer hohen Pfanne erhitzen.
6. Hähnchenbrustfilet Stücke anbraten.
7. Die Tomaten, Zwiebeln und den Knoblauch hinzufügen und mitbraten.
8. Das Currypulver hinzugeben und 3 min braten.
9. Die Kokosmilch hinzugeben und das ganze 10 Minuten bei gelegentlichem umrühren köcheln lassen.
10. In der Zwischenzeit den Spinat waschen, klein zupfen und mit in die Pfanne geben.
11. Mit Salz und Pfeffer abschmecken. Fertig.

57. Schweinekotelett mit Bohnen

Zutaten für 1 Person :

200 g Schweinekotelett
200 g grüne Bohnen
1 El Butter
Kräuterbutter
Bohnenkraut
Salz und Pfeffer

Nährwertangaben pro Portion

Kalorien: 470 kcal
Kohlenhydrate: 8 g
Protein: 45 g
Fett: 26 g

Zubereitung:

Zubereitungszeit: 15 Minuten

1. Das Kotelett waschen, trocken tupfen und mit Salz und Pfeffer würzen.
2. Die Bohnen waschen und in einem Topf mit Wasser Kochen
3. Etwas Butter oder Öl in einer Pfanne erhitzen und das Kotelett darin von beiden Seiten anbraten.
4. Das Fleisch aus der Pfanne nehmen und die Bohnen abgießen.
5. Die Bohnen in der Pfanne mit Salz, Pfeffer und Bohnenkraut anbraten.
6. Alles auf einem Teller anrichten und etwas Kräuterbutter auf das Fleisch geben.

58. Bratwurst im Bacon-Schlafrock

Zutaten für 1 Person :

1 Bratwurst (zB. Knacker aber bitte nicht fettreduzierte !)
1 Scheibe Gouda
100 g Bacon (in Streifen)

Nährwertangaben pro Portion

Kalorien: 716 kcal
Kohlenhydrate: 2 g
Protein: 42 g
Fett: 59 g

Zubereitung: Zubereitungszeit: 15 Minuten

1. Die Bratwurst längs in der Mitte aufschneiden.
2. Die Scheibe Käse in lange Streifen schneiden und die eine Hälfte damit belegen. So dick, wie Du das gern möchtest.
3. Dann legst Du die zweite Bratwurst Hälfte auf den Käse und umwickelst das Ganze mit dem Bacon. So bleibt alles stabil und verrutscht nicht.
4. Anschließend kommt die umwickelte Bratwurst für 15 Minuten bei ca. 160°C in den Backofen.

59. Frittata mit Bacon

Zutaten für 2 Personen :

50 gr Grünkohl
7 Baconstreifen
50 ml Sahne
7 große Eier
50 gr Parmesan
1 EL Mayonnaise
zusätzliches Gemüse nach Wahl
(halbierte Cherry Tomaten,
Paprika, Pilze, Zucchini,...)
frische Kräuter (Petersilie,
Basilikum)

Nährwertangaben pro Portion

Kalorien: 320 kcal
Kohlenhydrate: 4 g
Protein: 14 g
Fett: 25 g

Zubereitung:

Zubereitungszeit: 30 Minuten

1. Heize den Ofen auf 220 °C vor.

2. Verrühre in einer Schüssel die Eier mit der Sahne und der Mayonnaise. Füge sobald die Masse sämig ist den Parmesan Käse hinzu. Hier kannst du ebenfalls dein Gemüse nach Wahl unterrühren. Schneide es aber in mundgerechte und nicht all zu dicke Stücke.

3. Brate die Bacon Scheiben in einer hohen, und Ofenfester Pfanne bei niedriger Hitze schön kross an. Tupfe danach das Fett mit einem Küchenpapier ab.

4. Brate in derselben Pfanne den frischen Grünkohl an, bis er schön weich ist.

5. Schneide den Bacon in kleine Stücke und gib ihn erneut in die Pfanne mit dem Grünkohl.

6. Gieße nun die flüssige Eismasse in die Pfanne. Gib ebenfalls die halbierten Tomaten hinzu.

7. Stelle die Pfanne nun für 10 Minuten in den Ofen.

8. Träufle nun frische Kräuter auf die Frittata und serviere.

60. Schinken-Brokkoli-Pfanne

Zutaten für 4 Personen :

2 Brokkoli
250 g Kochschinken
1 Zwiebel
60 ml Hühnerbrühe
75 g geriebenen Parmesan
1 EL Öl
Salz und Pfeffer

Nährwertangaben pro Portion

Kalorien: 210 kcal
Kohlenhydrate: 10 g
Protein: 24 g
Fett: 9 g

Zubereitung: Zubereitungszeit: 20 Minuten

1. Den Brokkoli waschen und in kleine Röschen schneiden.
2. Den Kochschinken in Würfel schneiden.
3. Die Zwiebel schälen und klein hacken.
4. Öl in eine Pfanne geben und erhitzen.
5. Den Kochschinken mit den Zwiebeln kurz anbraten.
6. Den Brokkoli dazugeben und kurz mitbraten.
7. Mit der Hühnerbrühe ablöschen und mit Salz und Pfeffer würzen.
8. Auf einen Teller anrichten und mit dem geriebenen Parmesan bestreuen.

Fischgerichte

61. Tartar Keto Sauce für Fischgerichte

Zutaten für 10 Portionen :

150 g Mayonnaise

100 g Gewürzgurken

15 ml Gewürzgurkenwasser

1/2 TL Dill getrocknet, gehackt

1/2 TL Salz

1/2 TL Pfeffer

Nährwertangaben pro Portion

Kalorien: 115 kcal

Kohlenhydrate: 1 g

Protein: 1 g

Fett: 12 g

Zubereitung: **Zubereitungszeit: 35 Minuten**

1. Die Gurken in sehr kleine Stücke schneiden.
2. Alle Zutaten gut miteinander vermengen und für ca. 30 Minuten in den Kühlschrank stellen.

62. Pancakes mit Lachs und Käse

Zutaten für 2 Personen :

PANCAKE TEIG

3 Eier

80 g Frischkäse

FÜLLUNG

40 g Frischkäse

85 g Räucherlachs

Nährwertangaben pro Portion

Kalorien: 370 kcal

Kohlenhydrate: 2 g

Protein: 21 g

Fett: 23 g

Zubereitung: Zubereitungszeit: 15 Minuten

1. Den Teig aus Frischkäse und Eiern anrühren

2. Die Pancakes in einer Pfanne fertig backen

3. Die Pancakes mit Frischkäse bestreichen, den Lachs darauf legen und die Pancakes aufrollen

63. Forelle gegrillt

Zutaten für 2 Personen :

520 g Forelle

10 ml MCT-Öl

1 TL Salz

4 Zweige Thymian frisch

2 Zweige Rosmarin frisch

Nährwertangaben pro Portion

Kalorien: 398 kcal

Kohlenhydrate: 1 g

Protein: 48 g

Fett: 7 g

Zubereitung: Zubereitungszeit: 30 Minuten

1. Den Ofen (Einstellung Grill) auf 160° vorheizen.

2. Die Forellen unter fließendem Wasser gründlich waschen. Mit Küchentüchern trocken tupfen und anschließend salzen. Auf beiden Seiten dreimal tief einschneiden.

3. In eine tiefe Bratpfanne (ofengeeignet) legen und mit den Kräutern füllen.

4. Mit dem MCT-Öl bestreichen und in den Ofen schieben.

5. Nach 15 min die Garstufe prüfen und gegebenenfalls die Temperatur auf 180° erhöhen. So wird die Haut noch etwas krosser.

6. Nach weiteren 5-8 min den Fisch aus dem Ofen nehmen.

7. Am besten schmeckt die Forelle mit der Sauce Tartar. (Rezept 61)

64. Avocado mit Thunfisch und Ei

Zutaten für 2 Personen :

85 g Thunfisch in Wasser

2 EL Olivenöl

18 g grüne Oliven

1 g Avocado

85 g roter Eichblattsalat

10 g Zwiebel frisch

2 EL Balsamico Essig

2 Eier gekocht

Nährwertangaben pro Portion

Kalorien: 372 kcal

Kohlenhydrate: 8 g

Protein: 18 g

Fett: 30 g

Zubereitung: Zubereitungszeit: 20 Minuten

1. Die Eier 10-15 Minuten lang kochen.

2. Die Salatblätter zerrupfen und in eine große Salatschüssel füllen.

3. Die Avocado in Würfel hacken und in die Salatschüssel geben.

4. Zwiebel hacken und zusammen mit den Oliven hinzufügen.

5. Den Thunfisch abtropfen lassen und mit einer Gabel in die Schüssel geben. Benutze die Gabel, um den Thunfisch in kleine Stücke zu brechen.

6. Wenn die Eier fertig sind, schälen, in kleine Stücke schneiden und dazu geben.

7. Mit Olivenöl und Balsamico beträufeln und alles gut vermengen.

65. Omelett mit Räucherlachs

Zutaten für 1 Person :

30 g Räucherlachs
1 EL Schnittlauch frisch
1 TL Dill frisch
100 g Eier entspr. 2 Stück
2,5 ml Wasser
1/8 TL Salz
1/8 TL Pfeffer
10 g Kokosöl

Nährwertangaben pro Portion

Kalorien: 285 kcal
Kohlenhydrate: 1 g
Protein: 20 g
Fett: 23 g

Zubereitung: Zubereitungszeit: 15 Minuten

1. Schnittlauch und Dill waschen und klein schneiden.
2. Die Eier mit dem Wasser, Salz und Pfeffer zusammen in eine kleine Schüssel geben und mit einer Gabel verquirlen.
3. Das Kokosöl in einer Pfanne erhitzen und die Eimasse hineingeben.
4. Die Temperatur reduzieren und das Ei langsam stocken lassen.
5. Auf eine Hälfte des Omelettes den Räucherlachs legen und die Kräuter darüber streuen. Zusammenklappen und noch warm servieren.

66. Keto Fischsuppe

Zutaten für 4 Personen :

1 EL MCT-Öl
480 g Heilbutt
400 ml Kokosmilch
45 ml Limettensaft frisch
130 g Schalotten
25 g Red Curry Paste
15 g Frühlingszwiebel
1 Handvoll Petersilie
1 TL Salz

Nährwertangaben pro Portion

Kalorien: 351 kcal
Kohlenhydrate: 6 g
Protein: 21 g
Fett: 26 g

Zubereitung:

Zubereitungszeit: 35 Minuten

1. Öl in einer Pfanne erhitzen.
2. Die Schalotten schälen und fein hacken.
3. In dem Öl glasig anschwitzen und die Brühe hinzu geben.
4. Nun die Curry Paste und die Kokosmilch einrühren und alles 5 min köcheln lassen.
5. Den Heilbutt unter kaltem Wasser abbrausen und vorsichtig in die Suppe legen. Das Ganze nun 8-10 min weiter köcheln lassen.
6. Die Suppe mit Salz abschmecken, auf den Tellern verteilen und mit den Frühlingszwiebeln dekorieren.

67. Shrimps Spieße

Zutaten für 2 Personen :

225 g Shrimps
1/2 EL Zitronensaft
Salz
Pfeffer
Chili Flocken

Nährwertangaben pro Portion

Kalorien: 105 kcal
Kohlenhydrate: 1 g
Protein: 23 g
Fett: 2 g

Zubereitung: Zubereitungszeit: 20 Minuten

1. Shrimps auftauen und auf 5 Holzspieße stecken
2. In einer mit Olivenöl beschichteten Pfanne von beiden Seiten braten
3. Mit Zitronensaft beträufeln
4. Nach Geschmack mit Salz, Pfeffer und Chili Flocken würzen - danach servieren

68. Lachsfilet mit Joghurt Dip

Zutaten für 3 Personen :

350 g Lachsfilet
150 g Griechischer Sahnejoghurt
1 EL Olivenöl
3 g Ursalz Fisch
1 TL Zitronenschale
1 Knoblauchzehe
Dill
Rosmarin
Getr. Thymian

Nährwertangaben pro Portion

Kalorien: 266 kcal
Kohlenhydrate: 3 g
Protein: 28 g
Fett: 12 g

Zubereitung: Zubereitungszeit: 25 Minuten

1. Den Backofen auf 180° C vorheizen
2. Lachs mit "Ursalz Fisch" würzen
3. Auflaufform mit Öl einpinseln
4. Das Lachsfilet hineinlegen
5. Knoblauch und Kräuter hacken und über den Lachs streuen
6. Die Zitronenschale reiben und in den griechischen Joghurt mischen
7. Den Lachs 15 bis 20 Minuten im Ofen backen
8. Das Lachsfilet mit dem Low-Carb Dip servieren

69. Zucchini-Shrimps-Pfanne

Zutaten für 2 Personen :

2 Zucchini
215 g Shrimps
45 ml Weißwein, lieblich
2 EL Zitronensaft
8 g Knoblauch
1/4 TL Rote Pfeffer Flakes
Salz
Pfeffer
2 EL Olivenöl

Nährwertangaben pro Portion

Kalorien: 248 kcal
Kohlenhydrate: 7 g
Protein: 24 g
Fett: 2 g

Zubereitung: Zubereitungszeit: 25 Minuten

1. Falls du frische Shrimps eingekauft hast, die noch einen Darm besitzen, ritze den Rücken mit einem spitzen Messer an und entferne die schwarzen Darmfäden. Bei küchenfertigen Garnelen entfällt dieser Schritt.

2. Schneide die Zucchini mit einem Spiralschneider in lange Streifen (Zucchini-Spaghetti)

3. Knoblauch hacken

4. Eine halbe Zitrone entsaften

5. Öl in der Pfanne erhitzen

6. Shrimps und Knoblauch für ca. 8 Minuten darin braten, mit Salz würzen und beiseite stellen

7. Wein, Zitronensaft und Pfefferflocken in die Pfanne geben und aufkochen

8. Zucchini hineingeben und etwa 2 Minuten köcheln

9. Auf 2 Tellern anrichten, die Shrimps oben drauf legen und eventuell mit einer Zitronenscheibe dekorieren

70. Zucchini Boote mit Thunfisch

Zutaten für 2 Personen :

2 Zucchini
150 g Thunfisch (in Wasser / Dose)
200 g Tomaten
12 g Zwiebel
70 g Cheddar (geschreddert)
1 Knoblauchzehe
Salz
Pfeffer

Nährwertangaben pro Portion

Kalorien: 291 kcal
Kohlenhydrate: 9 g
Protein: 32 g
Fett: 13 g

Zubereitung: Zubereitungszeit: 35 Minuten

1. Den Ofen auf 180° C vorheizen (Umluft)
2. Die Zucchini längs in 2 Hälften schneiden, die Kerne entfernen und aushöhlen
3. Mit Salz & Pfeffer würzen und an die Seite stellen
4. Thunfisch abtropfen lassen
5. Tomaten, Zwiebeln und Knoblauch klein schneiden
6. Alle Zutaten in die Zucchini-Boote verteilen
7. Mit Käse überstreuen und 20 Minuten im Ofen fertig backen
8. Die Thunfisch Zucchini Boote sind nun servierfertig

71. Ofen-Lachs im Zucchinibett

Zutaten für 2 Personen :

250 g Lachsfilet
1 Zitrone
1 Zucchini
2 Tomaten
30 g Zwiebel rot
1 EL Olivenöl
1 Knoblauchzehe
Getr. Thymian
Dill, getrocknet
Rosmarin frisch
Salz & Pfeffer

Nährwertangaben pro Portion

Kalorien: 283 kcal

Kohlenhydrate: 10 g

Protein: 30 g

Fett:8 g

Zubereitung: Zubereitungszeit: 40 Minuten

1. Den Ofen auf 150° C Umluft vorheizen
2. Aus Alufolie 2 Schalen formen
3. Zucchini und Zitrone in Scheiben schneiden und in den Schalen verteilen
4. Nun den Lachs in die Aluminiumschalen legen
5. Tomate stückeln
6. Zwiebel und Knoblauch hacken
7. Alle Zutaten auf dem Lachs verteilen
8. Mit Salz und Pfeffer würzen
9. Kräuter in die Schalen legen
10. Alufolie gut verschließen
11. Im Ofen bei 150° C 20 Minuten fertig backen
12. Der Lachs ist nun servierfertig
13. Am besten schmeckt der Lachs mit der Sauce Tartar. (Rezept 61)

72. Lachs mit Kräutersauce

Zutaten für 3 Personen :

580 g Lachsfilet
1 TL Estragon
1 TL Dill, getrocknet
1 EL Kokosöl
Salz & Pfeffer
2 EL Butter (für die Sauce)
40 g Schlagsahne, 30% (für die Sauce)
1/2 TL Estragon (für die Sauce)
1/2 TL Dill, getrocknet (für die Sauce)

Nährwertangaben pro Portion

Kalorien: 438 kcal
Kohlenhydrate: 1 g
Protein: 42 g
Fett:28 g

Zubereitung: **Zubereitungszeit: 25 Minuten**

1. Schneide den Lachs in 2 Hälften um Filets zu erstellen.
2. Das rote Lachs-Fleisch mit Kräutern, sowie Salz und Pfeffer würzen.
3. Danach die Lachsfilets umdrehen und die Haut nur mit Salz und Pfeffer bestreuen.
4. Erhitze das Kokosöl in einer Pfanne bei mittlerer Hitze. Sobald das Öl heiß ist, den Lachs mit der Haut nach unten hineinlegen.
5. Lasse den Lachs für 4-6 Minuten braten. Sobald die Haut knusprig ist, verringere die Hitze und wende den Fisch.
6. Bei schwacher Hitze für ungefähr 10 - 15 Minuten weiter braten.
7. Entferne den Lachs aus der Pfanne und stelle Ihn beiseite.
8. Jetzt Butter und Gewürze in die Pfanne geben und anbraten.
9. Sobald es etwas bräunlich wird, die Sahne unterrühren.
10. Die Sauce auf das Lachsfilet geben und servieren.

73. Thunfisch Frikadellen

Zutaten für 1 Person :

1 Dose Thunfisch (im eigenen Saft)
1 Ei
30 g Zwiebeln
2 El Butter
Salz & Pfeffer

Nährwertangaben pro Portion

Kalorien: 402 kcal
Kohlenhydrate: 1 g
Protein: 45 g
Fett:22 g

Zubereitung: Zubereitungszeit: 15 Minuten

1. Den Thunfisch abtropfen lassen und in einer Schüssel zerkleinern.

2. Die Zwiebel schälen und klein hacken.

3. Die gehackte Zwiebel, das Ei und 1 EL Butter zum Thunfisch geben und alles gut vermischen.

4. Mit Salz und Pfeffer würzen.

5. Aus der Masse Frikadellen formen.

6. 1 EL Butter in einer Pfanne erhitzen und die Frikadellen von beiden Seiten anbraten

Vegetarische Gerichte

74. Blumenkohl gebacken

Zutaten für 4 Personen :

1000 g Blumenkohl

4 g Knoblauch gehackt

30 g Butter optional Kokosöl 45 ml

2 EL Sauce Hollandaise

2 TL Salz

Nährwertangaben pro Portion

Kalorien: 177 kcal

Kohlenhydrate: 6 g

Protein: 6 g

Fett:12 g

Zubereitung:

Zubereitungszeit: 40 Minuten

1. Den Blumenkohl waschen und halbieren. Auf ein, mit Backpapier belegtes, Backblech legen.

2. Den Ofen auf 150° Umluft vorheizen.

3. Den Knoblauch schälen und fein hacken.

4. Butter schmelzen und mit dem Knoblauch mischen. Mit einem Silikonpinsel nun den Blumenkohl bestreichen und 2 Minuten warten. Nun mit dem Salz bestreuen.

5. Im Ofen ca. 30 min backen.

6. Mit der Sauce Hollandaise garnieren und genießen.

75. Auberginen-Champignon mini Pizza

Zutaten für 12 Portionen :

1 Aubergine
70 g Champignons
100 g Tomaten
25 g Tomatenmark
120 g Mozzarella geschreddert
2 EL Olivenöl
1 Chilischote
1 EL Italienische Kräuter
1 Prise Pfeffer
1 Prise Salz

Nährwertangaben pro Portion

Kalorien: 65 kcal
Kohlenhydrate: 1 g
Protein: 3 g
Fett: 3 g

Zubereitung: Zubereitungszeit: 25 Minuten

1. Den Backofen auf 180° C vorheizen
2. Aubergine in ca. 1cm dicke Scheiben schneiden
3. ie Scheiben von beiden Seiten kräftig salzen und für 10 Minuten in den Backofen schieben
4. Tomatenmark, Olivenöl und Gewürze vermischen und auf den Auberginenscheiben verteilen
5. Tomaten, Champignons, Chili-Schoten und Mozzarella klein schneiden
6. Die Zutaten auf den Auberginenscheiben verteilen und 10 Minuten lang im Backofen fertig backen

76. Omelett mit Ziegenkäse

Zutaten für 1 Person :

30 g Ziegenfrischkäse
1 EL Schnittlauch frisch
1 EL Petersilie frisch
100 g Ei entspr. 2 Stück
2,5 ml Wasser 1 EL
1/8 TL Salz
1/8 TL Pfeffer
10 ml Kokosöl

Nährwertangaben pro Portion

Kalorien: 300 kcal
Kohlenhydrate: 4 g
Protein: 17 g
Fett:24 g

Zubereitung: Zubereitungszeit: 10 Minuten

1. Schnittlauch und Petersilie waschen und klein schneiden.

2. Die Eier mit dem Wasser, Salz und Pfeffer zusammen in eine kleine Schüssel geben und mit einer Gabel verquirlen.

3. Das Kokosöl in einer Pfanne erhitzen und die Eimasse hineingeben.

4. Die Temperatur reduzieren und das Ei langsam stocken lassen.

5. Auf eine Hälfte des Omelettes den Ziegenkäse streichen und die Kräuter darüber streuen. Zusammenklappen und noch warm servieren.

77. Spargel Muffin

Zutaten für 8 Portionen :

120 g Frischkäse
200 g Spargel frisch
45 ml Sahne
400 g Eier
20 g Parmesan
60 g Mozzarella gerieben
1/2 TL Salz
1/4 TL Pfeffer

Nährwertangaben pro Portion

Kalorien: 160 kcal
Kohlenhydrate: 1 g
Protein: 10 g
Fett: 13 g

Zubereitung: **Zubereitungszeit: 20 Minuten**

1. Zwei Muffinbleche bereitstellen und gegebenenfalls einfetten. (Sonst nacheinander backen). Den Ofen auf 160° Umluft vorheizen.

2. Den Spargel waschen, schälen und in ca. 1cm lange Stücke schneiden.

3. Den Frischkäse, Eier, Sahne, Parmesankäse, Salz und Pfeffer zu einem Teig vermengen. Diesen in die Förmchen verteilen und den Spargel hinzufügen.

4. Den Mozzarella Käse vorsichtig darüber streuen und für ca. 20 min backen.

5. Die Muffins fallen nach dem Abkühlen etwas zusammen.

78. Spinat Cheddar Pfanne

Zutaten für 2 Personen :

25 g Cheddar
100 g frischer Spinat geschreddert
100 g Tomaten
150 g Eier
30 g Crème Fraiche
19 g Olivenöl
1 TL Chiliflocken
Salz
Pfeffer

Nährwertangaben pro Portion

Kalorien: 314 kcal
Kohlenhydrate: 3 g
Protein: 15 g
Fett: 17 g

Zubereitung: Zubereitungszeit: 15 Minuten

1. Eier und Creme Fraiche verrühren
2. Frischen Spinat schreddern oder pürieren und hinzugeben.
3. Die Tomaten zerkleinern, dazugeben und unterrühren
4. Mit Chiliflocken würzen, Salz und Pfeffer nach Geschmack
5. Eine Pfanne mit Olivenöl bestreichen und erhitzen
6. Die Masse in die Pfanne geben.
7. Nun stocken lassen und immer wieder umrühren.
8. Im Anschluss Cheddar Käse darüberstreuen, schmelzen lassen und vermischen.

79. Basilikum Quiche

Zutaten für 8 Portionen :

BODEN
30 g Mandelmehl
35 g Leinsamenmehl
10 g Kokosmehl
5 g Chiasamen
2,5 g Flohsamenschalen
80 ml WASSER
1/3 TL Salz

Belag
100 g Basilikum
400 g Ricotta, 45% Fett
80 g Parmesan gerieben
200 g Eier
20 g Frühlingszwiebel
5 g Knoblauch
40 ml Zitronensaft
Salz und Pfeffer

Nährwertangaben pro Portion

Kalorien: 205 kcal
Kohlenhydrate: 4 g
Protein: 15 g
Fett: 15 g

Zubereitung: **Zubereitungszeit: 30 Minuten**

1. Alle Zutaten für den Teig mit einer Küchenmaschine vermengen und danach in Frischhaltefolie einwickeln. Für 30 min in den Kühlschrank legen.
2. Den Knoblauch schälen und fein hacken.
3. Die Frühlingszwiebel waschen und in feine Ringe schneiden.
4. Vom Basilikum die Blätter abzupfen und klein hacken.
5. Nun sämtliche Zutaten miteinander vermischen. Nach Belieben mit Salz und Pfeffer würzen und beiseite stellen.
6. Eine Quichform einfetten und den Ofen auf 180° Umluft vorheizen.
7. Den Teig aus dem Kühlschrank nehmen und auf Backpapier ausrollen. Vorsichtig in die Form legen und einen Rand formen.
8. Die Füllung hinein geben.
9. Im Ofen ca 30 min backen.

80. Blumenkohl Pizza

Zutaten für 4 Personen :

700 g Blumenkohl

200 g Mozzarella geschreddert

30 g Parmesan geschreddert

1 Ei

1 Handvoll Basilikum frisch

1/2 EL Italienische Kräuter

Nährwertangaben pro Portion

Kalorien: 262 kcal

Kohlenhydrate: 5 g

Protein: 20 g

Fett: 16 g

Zubereitung: Zubereitungszeit: 35 Minuten

1. Ofen auf 180° C vorheizen (Umluft)
2. Blumenkohl zerkleinern, bis er Reiskorn-Größe hat
3. Den Blumenkohl mit Parmesan, Ei, Kräutern und der Hälfte von dem Mozzarella-Käse mischen
4. Das Gemisch 10 Minuten lang im Backofen backen
5. Anschließend den restlichen Mozzarella-Käse darüber streuen und weitere 10 Minuten backen, bis der Käse braun wird

81. Auberginenfächer mit Tomate und Mozzarella

Zutaten für 2 Personen :

2 Auberginen

2 Tomaten mittelgroß

1 Mozzarella-Käse

2 EL Olivenöl

1 Prise Salz

Ital. Kräuter

Nährwertangaben pro Portion

Kalorien: 325 kcal

Kohlenhydrate: 11 g

Protein: 16 g

Fett: 13 g

Zubereitung: Zubereitungszeit: 40 Minuten

1. Den Backofen auf 150° C vorheizen.
2. Die Auberginen fächerförmig einschneiden, salzen und zur Seite stellen
3. Mozzarella und Tomaten in Scheiben schneiden
4. Tomate und Mozzarella abwechselnd in den Auberginenfächer stecken
5. Auf jede Mozzarella-Scheine ein Blatt Basilikum legen
6. Mit italienischen Kräutern würzen
7. Alles in eine gefettete Form legen und mit Olivenöl einpinseln
8. Die Auberginen-Fächer 40 Minuten im Backofen (Ober/Unterhitze) fertig garen.
9. Deine Auberginenfächer sind nun servierfertig.

82. Keto Crepes

Zutaten für 1 Personen :

100 g Speisequark (40% Fett)
3 Eier
15 g Erythrit

Nährwertangaben pro Portion

Kalorien: 415 kcal
Kohlenhydrate: 4 g
Protein: 30 g
Fett: 22 g

Zubereitung: Zubereitungszeit: 15 Minuten

1. Den Backofen auf 150° C vorheizen (Umluft) und ein Backblech mit Backpapier vorbereiten.

2. Speisequark, Eier und Erythrit in eine Schüssel geben und mit einem Schneebesen verrühren.

3. Den Crepes-Teig auf dem Backblech verteilen und 10 Minuten im Ofen fertig backen.

4. Den Teig in kleine Portionen schneiden und genießen.

83. Chili-Käse Chips

Zutaten für 1 Personen :

50 g Cheddar
Salz
Pfeffer
Chili Pulver

Nährwertangaben pro Portion

Kalorien: 101 kcal
Kohlenhydrate: 1 g
Protein: 6 g
Fett: 8 g

Zubereitung: **Zubereitungszeit: 10 Minuten**

1. Den Backofen auf 180° C vorheizen.

2. Den Cheddar Käse in dünne Rechtecke schneiden

3. Die Käsescheiben auf ein Backblech legen (unbedingt Backpapier benutzen).

4. Mit Pfeffer, Chili-Pulver (oder Paprika) und sehr wenig Salz würzen.

5. Das Backblech in den heißen Backofen schieben und den Cheddar für 6 - 7 Minuten backen.

6. Wenn die Kanten braun werden, testen, ob die Chips soweit gut sind. Dann die Chili Cheddar Keto Chips aus dem Backofen holen und abkühlen lassen. Erst dann werden die Chips knusprig.

84. Spargelsalat

Zutaten für 2 Personen :

250 g grünen Spargel
100 g Rucola
100 g Erdbeeren
1 EL Butter
Olivenöl
Apfelessig
Salz und Pfeffer

Nährwertangaben pro Portion

Kalorien: 235 kcal

Kohlenhydrate: 4 g

Protein: 19 g

Fett: 12 g

Zubereitung: Zubereitungszeit: 15 Minuten

1. Den Spargel putzen und in kleine Stücke schneiden.

2. Den Rucola waschen und klein zupfen.

3. Die Erdbeeren waschen und in Scheiben schneiden.

4. Die Butter in einer Pfanne erhitzen und die Spargelstücke anbraten.

5. Den Salat auf Tellern anrichten, den Spargel und die Erdbeeren darüber streuen.

6. Zum Schluß mit Apfelessig und Olivenöl verfeinern und mit Salz und Pfeffer würzen.

85. Keto Sushi

Zutaten für 2 Personen :

300 g Blumenkohl
Sesamöl
6 g Apfelessig
30 g Frischkäse
Salz
2 Noriblätter
Gurke (kleine Streifen)
Karotten (kleine Streifen)
Avocado (kleine Streifen)
Räucherlachs

Nährwertangaben pro Portion

Kalorien: 503 kcal

Kohlenhydrate: 6 g

Protein: 11 g

Fett: 46 g

Zubereitung:

Zubereitungszeit: 20 Minuten

1. Blumenkohl fein hacken und in einer Bratpfanne mit Sesamöl ca. 5-10 Min braten/dünsten, sodass er noch etwas Biss hat. Auskühlen lassen.

2. Apfelessig mit Frischkäse und etwas Salz mischen und dann weiter mit dem Blumenkohlreis mischen.

3. Blumenkohlmischung dünn auf ein Noriblatt streichen, oben 2 cm frei lassen.

4. Mit einem Streifen Gurke, Möhre, Avocado und frischem rohen Lachs belegen, eng einrollen und in 1cm dicke Rollen schneiden.

86. Gnocchi in Gorgonzola-Sauce

Zutaten für 3 Personen :

400 g Sahnequark 40%
2 Ei
5 EL Guarkernmehl
1 Prise Salz
Kräuter, Gewürze (nach belieben)
200 g Gorgonzola
200 ml Bio-Schlagsahne mind. 30% Fett
Salz
Pfeffer
Parmesan

Nährwertangaben pro Portion

Kalorien: 732 kcal
Kohlenhydrate: 4 g
Protein: 39 g
Fett: 61 g

Zubereitung: Zubereitungszeit: 50 Minuten

Gnocchi-Teig herstellen

1. Gib den Quark, die Eier und das Guarkernmehl in eine Rührschüssel. Rühre den Teig gut am besten mit einer Küchenmaschine mit Knethaken um. Bitte nicht mit Schneebesen, der Teig wird schnell sehr zäh!

2. Lasse den Teig anschließend für 15 Minuten ruhen. Dann sollte er so richtig schön zäh sein, aber nicht mehr kleben.

3. Wenn der Teig doch noch klebt, gebe noch einen EL Guarkernmehl extra dazu, knete den Teig noch einmal gut durch und lass ihn weitere 5 Minuten ruhen.

4. Während des Quellens kannst Du bereits die Sauce vorbereiten.

weiter gehts auf der nächsten Seite mit:

- **Sauce vorbereiten**
- **Gnocchi kochen**

Sauce vorbereiten

1. Gib den Gorgonzola zusammen mit der Sahne in eine Pfanne und lass den Käse bei mittlerer Hitze langsam schmelzen.

2. Ab und an umrühren, so dass es eine schön sämige Sauce ergibt. Mit Salz, Pfeffer und evtl. etwas Parmesan nach Geschmack würzen.

3. Anschließend zum Warmhalten beiseite stellen.

Gnocchi kochen

1. Fülle einen großen Topf mit Wasser, gib etwas Salz dazu und lass das Wasser kochen. Bis das Wasser kocht, machen wir die Gnocchi fertig.

2. Gib etwas Guarkernmehl auf die Arbeitsplatte und lege den Teig aus der Rührschüssel darauf.

3. Nimm am besten einen Teelöffel, mach den ab und an mal nass und steche damit die kleine Teigmenge für eine Gnocchi ab.

4. Forme daraus ganz viele kleine Gnocchi-Bällchen. Falls es zu sehr klebt, mehle den Teig nochmal etwas mit Guarkernmehl ein.

5. Nimm eine Gabel und drücke die kleinen Bällchen leicht ein, damit sie die typische Gnocchi-Form haben.

6. Inzwischen sollte das Wasser kochen. Zu diesem Zeitpunkt sollte der Tisch bereits fertig gedeckt sein, denn jetzt geht es sehr schnell.

7. Gib die fertigen Gnocchi in das kochende Wasser. Wenn sie an der Wasseroberfläche schwimmen, sind sie fertig. Sollte das Wasser bis dahin nicht wieder gekocht haben, warte das vielleicht noch kurz ab.

8. Schöpfe die fertigen Gnocchi ab und gib sie in die Pfanne mit der Gorgonzolasauce.

9. Kurz noch einmal in der Sauce schwenken und anschließend auf einem Teller servieren.

10. Parmesan und frischen Basilikum dazu reichen.

Snacks für zwischendurch

87. Chips mit Guacamole

Zutaten für 2 Personen :

130 g Avocado
30 g Zwiebel
2 g Knoblauch
60 g Tomate
10 ml Olivenöl
100 g Tofu
1 EL Limettensaft
1 Prise Salz

Nährwertangaben pro Portion

Kalorien: 317 kcal
Kohlenhydrate: 8 g
Protein: 15 g
Fett: 26 g

Zubereitung:

Zubereitungszeit: 10 Minuten

Guacamole

1. Avocado entkernen und in einer Schüssel gut zerdrücken
2. Zwiebel und Knoblauch zerdrücken
3. Tomaten fein hacken
4. Alles vermengen
5. Die Masse mit 1 EL Olivenöl und 1 EL Limettensaft vermengen, salzen, würzen

Keto Chips

1. Für die Keto Chips 100 g Tofu in feine Scheiben Schneiden
2. Die Chips im Ofen ca. 10 Min knusprig werden lassen und mit Guacamole servieren

88. Frischkäse-Keto-Dip. mit Stangensellerie

Zutaten für 1 Personen :

45 g Frischkäse

30 ml Kokosöl

50 g Sellerie

Nährwertangaben pro Portion

Kalorien: 378 kcal

Kohlenhydrate: 2 g

Protein: 3 g

Fett: 40 g

Zubereitung: Zubereitungszeit: 10 Minuten

1. Das Kokosöl in der Mikrowelle erwärmen, bis es flüssig ist.
2. Den Frischkäse einrühren und für ca. 5 Minuten in den Kühlschrank stellen.
3. Den Sellerie waschen und zusammen mit dem Dip genießen.

89. Pizza Cracker

Zutaten für 6 Portionen :

30 g Mandelmehl
35 g Leinsamen
10 g Kokosmehl
2,5 g Flohsamenschalen
5 g Chia Samen
1/3 TL Salz
80 ml Wasser
1 EL Italienische Kräuter (optional)

Nährwertangaben pro Portion

Kalorien: 61 kcal
Kohlenhydrate: 1 g
Protein: 3 g
Fett: 5 g

Zubereitung:

Zubereitungszeit: 45 Minuten

1. Mandelmehl, Leinsamen, Kokosmehl, Flohsamenschalen, Chia Samen, Salz in eine Schüssel füllen.

2. Wasser dazu geben

3. Mit einem Food Processor (Kitchen Aid / Kenwood Cooking Chef, wenn vorhanden) zu einem Teig kneten

4. Den Teig 1 Stunde kalt stellen

5. Danach dünn zwischen 2 Lagen Backpapier ausrollen

6. Im Ofen bei 180° C Umluft etwa 20 Minuten backen, bis die Pizza Cracker braun und knusprig sind

7. Mit einem Low Carb Dip servieren

90. Chili-Cheddar Waffeln

Zutaten für 2 Personen :

80g Frischkäse
3 Eier
1 Esslöffel Kokosmehl
1 Teelöffel Flohsamenschalen
1 Teelöffel Backpulver
30 g Cheddar Käse
1 kleine Jalapeno
Salz und Pfeffer

Nährwertangaben pro Portion

Kalorien: 262 kcal
Kohlenhydrate: 5 g
Protein: 20 g
Fett: 16 g

Zubereitung: Zubereitungszeit: 10 Minuten

1. Gib alle Zutaten in eine Schüssel.
2. Mixe sie mit einem Pürierstab, bis die Masse zu einem gleichmäßig-feinen Waffelteig geworden ist.
3. Das Waffeleisen einschalten.
4. Sobald das Waffeleisen heiß genug ist den Waffelteig hineingießen.
5. Entnehme die Low Carb Waffel, wenn sie die richtige Konsistenz für deinen Geschmack hat.
6. Nun kannst du die Waffel servieren.

91. Schinkenröllchen

Zutaten für 1 Personen :

2 Scheiben Kochschinken
1 EL Frischkäse
100 g Gurke
Salz
Pfeffer
etwas frische Kräuter (zum Beispiel Schnittlauch)

Nährwertangaben pro Portion

Kalorien: 129 kcal

Kohlenhydrate: 3 g

Protein: 13 g

Fett: 7 g

Zubereitung: Zubereitungszeit: 5 Minuten

1. Die Schinkenscheiben mit je einem Esslöffel Frischkäse bestreichen.
2. Die Gurke in dünne Scheiben schneiden und auf den Frischkäse legen.
3. Mit Salz und Pfeffer würzen und mit dem Schnittlauch bestreuen.
4. Abschließend die Schinkenscheiben zusammenrollen

92. Peperoni-Chips mit Eiersalat

Zutaten für 1 Personen :

50 g Peperoni-Salami in Scheiben
2 hartgekochte Eier
1 EL Apfelessig
1 TL gehackten Schnittlauch
2 EL Joghurt
Salz
Pfeffer

Nährwertangaben pro Portion

Kalorien: 377 kcal

Kohlenhydrate: 4 g

Protein: 25 g

Fett: 29 g

Zubereitung: Zubereitungszeit: 20 Minuten

1. Ein Backblech mit Backpapier auslegen und den Ofen auf 200° vorheizen.

2. Die Peperoni-Salami auf dem Backblech verteilen und 15-20 Minuten knusprig backen und danach auskühlen lassen.

3. In der Zwischenzeit die hart gekochten Eier mit den übrigen Zutaten in einer Schüssel vermischen. Mit einer Gabel kannst du die Eier leicht zerdrücken.

4. Serviere beides zusammen und löffel den Eiersalat am Besten mit den Peperoni-Chips.

93. Schinken-Käse Tassenkuchen

Zutaten für 2 Personen :

40 g Mandelmehl
100 ml Mandelmilch
30 g Kokosöl (geschmolzen)
1 Ei
1 Prise Salz
1/4 TL Backpulver
30 g Emmentaler
30 g Schinkenwürfel

Nährwertangaben pro Portion

Kalorien: 291 kcal
Kohlenhydrate: 3 g
Protein: 20 g
Fett: 20 g

Zubereitung: **Zubereitungszeit: 5 Minuten**

1. Alle Zutaten vermischen, in eine eingefettete Tasse geben und in der Mikrowelle garen. Je nach Intensität dauert das zwischen 2-3 Minuten.

94. Schweinekrusten mit Thunfisch-Dip

Zutaten für 1 Personen :

100 g Thunfisch im eigenen Saft
50 g griechischer Joghurt
30 g Essiggurken
1 TL Zitronensaft
30 g Schweinekrusten Salz
Pfeffer

Nährwertangaben pro Portion

Kalorien: 332 kcal
Kohlenhydrate: 3 g
Protein: 43 g
Fett: 16 g

Zubereitung: Zubereitungszeit: 10 Minuten

1. Die Essiggurken fein hacken und mit Thunfisch, saurer Sahne und dem Zitronensaft in einer Schüssel vermischen.

2. Mit Salz und Pfeffer abschmecken und mit den Schweinekrusten zusammen als ketogenen Snack servieren.

95. Kurkuma Latte

Zutaten für 1 Personen :

300ml Mandelmilch ungesüßt

1 EL Kokosöl

1 TL Kurkuma

1 Prise Pfeffer

1 Prise Zimt

ein paar Tropfen Stevia

Nährwertangaben pro Portion

Kalorien: 173 kcal

Kohlenhydrate: 0,5 g

Protein: 2 g

Fett: 18 g

Zubereitung: Zubereitungszeit: 5 Minuten

1. Alle Zutaten in einen Topf geben und zusammen erwärmen.

2. Mit einem Pürierstab oder einem Milchschäumer zum Abschluss schaumig rühren.

96. Spicy Nussmix

Zutaten für 335 g:

100 g Mandeln
100 g Cashewkerne
75 g Walnüsse
50 g Sonnenblumenkerne
1 TL geräuchertes Paprikapulver
1 TL Chiliflocken
1/2 TL feines Himalaya-Salz
1 Msp Knoblauchpulver
1 EL Avocadoöl

Nährwertangaben pro 335 g

Kalorien: 2086 kcal
Kohlenhydrate: 45,7 g
Protein: 70 g
Fett: 182 g

Zubereitung:

Zubereitungszeit: 20 Minuten

1. Heize den Backofen auf 175 Grad Umluft vor und lege ein Backblech mit Backpapier aus

2. Mische alle Nüsse und Kerne zusammen und gib sie in einer dünnen Schicht auf das Backblech.

3. Röste die Nüsse für 10 - 15 Minuten im Ofen. Dabei wendest du sie immer nach 5 Minuten.

4. In der Zwischenzeit mischt du Salz, Gewürze und Öl miteinander.

5. Lass die Nüsse ein paar Minuten auskühlen, dann gib sie in eine große Schüssel und gib die Gewürzmischung dazu.

6. Mische Nüsse und Gewürzmischung gründlich und lass das Ganze nun vollständig auskühlen.

97. Porridge mit Chiasamen und Beeren

Zutaten für 1 Personen :

15 g Chiasamen
10 g Hanfsamen
3 g Kürbiskerne
50 g Kokosmilch
3 g Mohn
60 g Zucchini geschält
120 ml Wasser
etwas gemahlene Vanille
15 g Kürbiskern Protein
5 g Kokosöl
25 g frische Himbeeren
Xylit nach Geschmack

Nährwertangaben pro Portion

Kalorien: 351 kcal
Kohlenhydrate: 6 g
Protein: 18 g
Fett: 26 g

Zubereitung: Zubereitungszeit: 15 Minuten

1. Die Zucchini schälen und fein raspeln.
2. Die Kokosmilch und das Kokosöl in einem kleinen Topf erhitzen.
3. 120 ml Wasser zugeben.
4. Chiasamen, Hanfsamen, Mohn und Zucchini zugeben und unterrühren.
5. Kurz aufkochen lassen, dann von der Herdplatte nehmen. Rühren dabei nicht vergessen.
6. Das Kürbiskern Protein einrühren und mit Xylit und einer Prise Vanille abschmecken.
7. Entweder warm als „Porridge" servieren oder kalt werden lassen und als „Pudding" servieren.
8. Beim Servieren mit den Kürbiskernen und den Himbeeren bestreuen.

98. Rhabarber Crumble

Zutaten für 2 Personen :

500 g Rhabarber (400 g geschält)
125 g Weidebutter
125 g Birkenzucker (Xylit)
oder Erythrit + Stevia
60 g Kokosmehl
1 Prise gemahlene Vanille
1 Prise Salz

Nährwertangaben pro Portion

Kalorien: 308 kcal
Kohlenhydrate: 3 g
Protein: 4 g
Fett: 28 g

Zubereitung: Zubereitungszeit: 30 Minuten

1. Den Ofen auf 160° C vorheizen.
2. Den Rhabarber schälen und in 1-2 cm große Stückchen schneiden.
3. Die Butter in einem Topf schmelzen. Xylit oder Erythrit einrühren, Vanille und Salz hinzugeben und das Kokosmehl einrühren.
4. Den Rhabarber flach in einer großen oder 2 kleinen Auflaufformen verteilen. Damit er weich wird ist es wichtig, dass die Rhabarber-Schicht wirklich nur dünn ist.
5. Die Teigmasse als Streusel auf dem Rhabarber verteilen.
6. Das Ganze muss nun nur noch für 20-25 Minuten in den Ofen.
7. Sobald einige Streusel dunkler werden, mit einem Stück Alufolie abdecken. Fertig! Man kann den Low Carb Crumble warm oder kalt genießen.

99. Knusper Knäckebrot

Zutaten für 4 Personen :

60 g Goldleinsamen
220 ml Wasser
50 g Mandelmehl (nicht entölt!)
10 g Bambusfasern
2 EL Flohsamenschalen gemahlen
1/2 TL Salz
1 P. Trockenhefe
etwas Brotgewürz
circa 10 g Sesamsamen zum Bestreuen

Nährwertangaben pro Backblech

Kalorien: 730 kcal
Kohlenhydrate: 8 g
Protein: 32 g
Fett: 52 g

Zubereitung:

Zubereitungszeit: 50 Minuten

1. Backofen auf 175°C Ober-/Unterhitze vorheizen und Backblech mit Backpapier auslegen.
2. Goldleinsamen zu feinem Pulver mahlen und mit dem Wasser klumpenfrei verrühren und einige Minuten quellen lassen.
3. Nun das Salz, Brotgewürz sowie Mandelmehl, Flohsamenschalen, Bambusfasern und die Trockenhefe unter die Masse rühren und zu einem homogenen Teig mixen.
4. Die Masse auf das Backpapier geben und mit angefeuchteten Händen gleichmäßig dünn auf dem Backblech verteilen.
5. Nun den Knäckebrot Teig mit Sesamsamen gleichmäßig bestreuen.
6. Im Ofen 40 Minuten backen
7. Nach 20 Minuten einmal die Backofentüre kurz öffnen, damit Feuchtigkeit entweichen kann.
8. Nach Ende der Backzeit aus dem Backrohr nehmen, kurz überkühlen lassen und mit einem Pizzaschneider noch warm in circa 25 Scheiben schneiden.

100. Wirsing-Chips

Zutaten für 2 Personen :

1 Wirsingblätter

1 Tl Chilipulver

3 EL Öl

1 Tl Salz

1 Tl Pfeffer

Nährwertangaben pro Portion

Kalorien: 185 kcal

Kohlenhydrate: 5 g

Protein: 0 g

Fett: 20 g

Zubereitung: Zubereitungszeit: 50 Minuten

1. Den Backofen auf 110 Grad vorheizen.

2. Wirsingblätter gut waschen und in Chips Größe klein schneiden.

3. Chilipulver mit Öl Salz und Pfeffer vermischen und die Wlrsingblätter darin einlegen.

4. Ein Backblech mit Backpapier auslegen und die Wirsingblätter darauf gut verteilen. Sie dürfen sich nicht überlappen.

5. 45 Minuten im Backofen backen.

6. Die Wirsing-Chips abkühlen lassen und servieren.

101. Schinken-Käseröllchen

Zutaten für 1 Personen :

2 Scheiben Schinken
4 Scheiben Käse (Gouda)
1 EL Frischkäse
1 EL Milch

Nährwertangaben pro Portion

Kalorien: 320 kcal

Kohlenhydrate: 1 g

Protein: 30 g

Fett: 22 g

Zubereitung:　　　　　　　Zubereitungszeit: 10 Minuten

1. Den Schinken in kleine Würfel schneiden

2. Den Frischkäse mit der Milch und den Schinkenwürfeln vermischen.

3. Die Käsescheiben mit Frischkäse-Schinkenmasse bestreichen und einrollen.

102. Muffin Brötchen

Zutaten für 12 Stück:

150 g Eier

60 g Frischkäse

15 g Flohsamenschalen

10 g Kokosmehl

Nährwertangaben pro Muffin

Kalorien: 33 kcal

Kohlenhydrate: 0,5 g

Protein: 2 g

Fett: 2 g

Zubereitung: Zubereitungszeit: 25 Minuten

1. Den Ofen auf 150° Umluft vorheizen.

2. Die Eier trennen und das Eiweiß sehr steif schlagen.

3. Das Eigelb mit den restlichen Zutaten vermischen und vorsichtig unter den Eischnee heben.

4. Den Teig nun in zwölf Muffinförmchen füllen und im Ofen ca. 20 min backen.

103. Schoko-Speck

Zutaten für 2 Personen :

30 g Speck
20 g dunkle Schokolade (85%)
ein paar Tropfen Stevia

Nährwertangaben pro Portion

Kalorien: 198 kcal

Kohlenhydrate: 4 g

Protein: 10 g

Fett: 16 g

Zubereitung: Zubereitungszeit: 10 Minuten

1. Den Backofen auf 150 Grad vorheizen.

2. Den Speck auf ein Backblech geben und bei ca. 150° knusprig backen. Anschließend komplett abkühlen lassen.

3. In der Zwischenzeit die Schokolade schmelzen und bei Bedarf noch ein paar Tropfen Stevia hinzugeben.

4. Zum Schluss die Schokolade über den Speck träufeln und abkühlen lassen.

104. Avocado Schoko Mousse

Zutaten für 1 Portion :

1 Avocado

10 g Kakaopulver (schwach entölt)

20 g Puderxucker

100 ml Mandelmilch

1 Prise Salz

1 Prise Pfeffer

2 Prisen Vanillepulver

Nährwertangaben pro Portion

Kalorien: 684 kcal

Kohlenhydrate: 2 g

Protein: 11 g

Fett: 64 g

Zubereitung: Zubereitungszeit: 6 Stunden

1. Alles mit einem Stabmixer sehr gut mixen, bis es eine cremige homogene Textur hat.
2. In ein Schüsselchen oder ein Glas füllen, über Nacht in den Kühlschrank stellen,

Plätzchen und andere Süßspeisen

105. Limetten Mousse

Zutaten für 2 Personen:

40 g Eigelb

40 ml Limettensaft oder Zitronensaft

10 g Erythrit

8 g Gelatine Pulver

90 ml Sahne

1/4 TL Orangenaroma

Nährwertangaben pro Portion

Kalorien: 221 kcal

Kohlenhydrate: 2 g

Protein: 8 g

Fett: 20 g

Zubereitung: Zubereitungszeit: 25 Min (+2 Std.)

1. Die Sahne steif schlagen.

2. Die Eier trennen und das Eigelb in eine kleine Schale geben. Das Eiweiß für ein anderes Rezept verwenden.

3. Erythrit zum Eigelb zufügen und gut verrühren.

4. In einem Wasserbad den Limettensaft und das Orangenaroma erwärmen. Die Gelatine zufügen und solange rühren, bis sie sich aufgelöst hat. Nun die Eigelbmasse unterrühren. Abkühlen lassen.

5. Vorsichtig die Sahne unterheben und auf zwei Gläser verteilen.

6. Für ca. 2 Stunden in den Kühlschrank stellen.

106. Schoko-Kokos Fat Bombs

Zutaten für 6 Portionen :

90 ml Kokosöl

20 g Kakaobutter

15 g Backkakao

12 g Whey Protein Pulver neutral

30 g Erythrit

1/2 TL Mandelextrakt

Nährwertangaben pro Portion

Kalorien: 176 kcal

Kohlenhydrate: 1 g

Protein: 2 g

Fett: 19 g

Zubereitung: Zubereitungszeit: 10 Min (+2 Std.)

1. Die Kakaobutter und das Kokosöl in einem kleinen Topf bei geringer Hitze schmelzen.

2. Die restlichen Zutaten hineingeben und zu einer cremigen Masse verrühren.

3. Diese nun in Eiswürfel- oder Pralinen Förmchen gießen und für ca. 2 Stunden in den Kühlschrank stellen.

4. Wenn sie fest geworden sind, aus den Förmchen herausdrücken. Bis zum Verzehr im Kühlschrank aufbewahren.

107. Bulletproof Eis

Zutaten für ca. 2 Personen :

120 ml Kokosöl

90 ml Mandelmilch

200 g Ei

80 g Eigelb

30 g Stevia (Streuzucker)

20 g Backkakao

45 ml MCT-Öl

Nährwertangaben pro 100 g

Kalorien: 350 kcal

Kohlenhydrate: 1 g

Protein: 8 g

Fett: 36 g

Zubereitung:　　　　　Zubereitungszeit: 5 Min (+8 Std.)

1. Die Mandelmilch in einem kleinen Topf erhitzen. Stevia einrühren und auflösen lassen.
   Das Kokosöl dazu geben und verflüssigen lassen. Alles in einen Mixer umfüllen.

2. Die restlichen Zutaten dazugeben und alles ca. 2 min mixen.

3. Die fertige Mischung in Eisförmchen füllen und für mindestens 8 Stunden einfrieren.

108. Jamaika Eis

Zutaten für 8 Portionen :

360 ml Mandelmilch

40 g Backkakao

20 g Kokosraspeln

3 ml Vanilleextrakt entspr. 2 TL

Nährwertangaben pro 100 g

Kalorien: 80 kcal

Kohlenhydrate: 2 g

Protein: 2 g

Fett: 6 g

Zubereitung: Zubereitungszeit: 5 Min (+3 Std.)

1. Alle Zutaten in einen Standmixer geben und ca. 1 min mixen.

2. Anschließend in 8 Popsicle Formen gießen und ca. 3 Stunden einfrieren.

109. Mandel Fat Bombs

Zutaten für 12 Portionen :

225 g Mandelmus dunkel

170 g Kokosöl

30 g Weidebutter z.B. Kerrygold

2 TL Stevia flüssig

Nährwertangaben pro Portion

Kalorien: 262 kcal

Kohlenhydrate: 1 g

Protein: 4 g

Fett: 27 g

Zubereitung: Zubereitungszeit: 10 Min (+2 Std.)

1. Alle Zutaten in ein hohen Rührbecher geben.

2. Solange in der Mikrowelle erhitzen, bis das Kokosöl und die Butter flüssig geworden sind.

3. Mit einem Pürierstab nun alles zu einem glatten Brei pürieren.

4. Die Masse in Eiswürfelbehälter oder Silikon-Muffinförmchen füllen und für circa 2 stunden in den Kühlschrank stellen.

110. Schoko Mousse

Zutaten für 4 Personen :

200 g dunkle Schokolade min. 85%

90 ml Wasser

150 g Eier 1 Ei 50g

50 ml Kokosmilch Vollfett

1 EL Erythrit

Nährwertangaben pro Portion

Kalorien: 376 kcal

Kohlenhydrate:11 g

Protein: 10 g

Fett: 31 g

Zubereitung: **Zubereitungszeit: 17 Minuten**

1. Die Schokolade zusammen mit dem Wasser und dem Erythrit in einem Wasserbad erhitzen.

2. Solange rühren, bis eine glatte Masse entstanden ist. Dann beiseite stellen.

3. Die Eier trennen.

4. Das Eigelb und die Kokosmilch unter die Schokomasse rühren.

5. Das Eiweiß steif schlagen und vorsichtig unterheben.

6. In Schälchen füllen und genießen.

111. Erdbeer-Nuss Joghurt

Zutaten für 2 Personen :

200 g griechischer Joghurt verdichtet

20 g Walnüsse

20 g Macadamia Nüsse

20 g Mandeln

8 g Chiasamen

4 g Leinsamen gemahlen

1 TL Erdbeerpulver

Nährwertangaben pro Portion

Kalorien: 361 kcal

Kohlenhydrate: 7 g

Protein: 10 g

Fett: 31 g

Zubereitung: Zubereitungszeit: 5 Minuten

1. Alle Zutaten in einem Schälchen zusammen fügen und mit dem Erdbeerpulver dekorieren.

112. Frischkäse-Schoko Dessert

Zutaten für 3 Personen :

200 g Frischkäse

15 g Backkakao ungesüßt

1/2 Avocado

40 g Erythrit

45 ml Sahne

10 Tropfen Flavdrops Vanille

Nährwertangaben pro Portion

Kalorien: 328 kcal

Kohlenhydrate: 4 g

Protein: 6 g

Fett: 25 g

Zubereitung: Zubereitungszeit: 15 Minuten

1. Frischkäse, Kakaopulver, Avocado, Erythrit und Vanille-Flavdrops in einem Food Processor vermengen

2. In einer weiteren Schüssel die Sahne steif schlagen

3. Die Sahne vorsichtig unter die Kakaomasse heben

4. Zum Schluß das cremige Schokoladen Dessert in kleine Gläschen portionieren und servieren

113. Keto Vanilleeis

Zutaten für 6 Personen :

450 ml Schlagsahne, 30%

5 Eigelb

150 g Erythrit

1 TL Bourbon Vanille

1 Fläschchen Vanille Aroma

Nährwertangaben pro Portion

Kalorien: 285 kcal

Kohlenhydrate: 2 g

Protein: 4 g

Fett: 28 g

Zubereitung: Zubereitungszeit: 50 Min. (+2 Std.)

1. Erythrit und Eigelb im Wasserbad vermischen, bis sich das Erythrit aufgelöst hat.

2. Die Masse mit der Sahne vermengen.

3. Alles in eine Schale füllen und in die Gefriertruhe legen.

4. Nach 20 Minuten die Masse rühren und jeweils jede halbe Stunde wiederholen, bis sich die Masse etwas verfestigt hat.

5. Weiter gefrieren lassen, bis das Ergebnis in Ordnung ist. Das Eis wird zwar nicht so schön cremig wie in der Eismaschine, man kann es aber trotzdem gut genießen.

114. Erdnussbutter Mousse

Zutaten für 1 Personen :

90 ml Sahne

1 EL Erdnussbutter

1 TL Erythrit

1/2 TL Vanille gemahlen

Nährwertangaben pro Portion

Kalorien: 356 kcal

Kohlenhydrate: 4 g

Protein: 7 g

Fett: 34 g

Zubereitung: Zubereitungszeit: 5 Minuten

1. Alle Zutaten in eine Schüssel geben.

2. Mit einem Pürierstab mixen, bis die Masse cremig-fest wird.

3. Schon ist dein ketogenes Erdnussbutter Mousse fertig und du kannst es servieren, oder selbst genießen.

115. Schoko-Kokos Makronen

Zutaten für 12 Makronen :

60 g Kokosraspeln

40 g Eiklar

30 g Erythrit

1/2 TL Vanille Aroma

20 g Edelbitter-Schokolade 99%

Kakao

2 EL Kokosöl

Nährwertangaben pro Portion

Kalorien: 64 kcal

Kohlenhydrate: 1 g

Protein: 1 g

Fett: 6 g

Zubereitung: Zubereitungszeit: 35 Minuten

1. Den Backofen auf 200° C vorheizen (Ober- / Unterhitze).
2. Kokosraspeln auf ein Backblech streuen und 4 - 5 Minuten im Ofen bräunen.
3. Das Eiweiß mit einem Mixer aufschlagen.
4. Erythrit, Salz, Vanille und die Kokosraspeln dazu tun und vermengen.
5. Aus dem Teig per Hand 12 Kugeln formen.
6. Anschließend den Makronen-Teig 15 Minuten fertig backen, bis sie sich goldbraun färben.

REZEPT FÜR DIE SCHOKOLADEN-VERZIERUNG:

1. Das Kokosöl und die Schokolade zusammen in einen Topf füllen, schmelzen und verrühren.
2. Nachdem die Makronen abgekühlt sind kannst du sie mit der Kokos-Schoko-Mischung verzieren.

116. Kokos Zimt Fat Bombs

Zutaten für 6 Portionen :

125 g Mandelmus hell

25 g Mandelmus dunkel

55 g Kokosöl

1 TL Zimt

20 Tropfen Stevia

1 Prise Salz

Nährwertangaben pro Portion

Kalorien: 239 kcal

Kohlenhydrate: 1 g

Protein: 6 g

Fett: 23 g

Zubereitung: **Zubereitungszeit: 70 Minuten**

1. Mandelmus, Kokosöl, Stevia und Zimt in eine Schüssel füllen.

2. Mit einem Pürierstab zu einem Mus vermengen.

3. Das Mus in Aluförmchen füllen (je 1 EL pro Förmchen).

4. Die Fat Bombs für etwa 1 Stunde in den Gefrierschrank legen.

5. Danach sind sie servierfertig und du kannst diesen leckeren Snack genießen. 1 Portion = 4 Fat-Bombs, Rezept-Ausbeute: 24 Fat Bombs

117. Pekannuss Eis

Zutaten für 3 Portionen :

160 ml Sahne

20 g Butter

1/3 Cup Erythrit

1 Prise Stevia flüssig

1 TL Vanille Aroma

80 g Eigelb

100 g Pekannüsse

Nährwertangaben pro Portion

Kalorien: 539 kcal

Kohlenhydrate: 3 g

Protein: 9 g

Fett: 54 g

Zubereitung: Zubereitungszeit: 40 Minuten

1. Die Zutaten für das Keto-Eis Rezept vorbereiten.
2. Die Sahne im Kochtopf bis an den Siedepunkt bringen und vom Herd nehmen.
3. Butter und Erythrit einrühren und abkühlen lassen.
4. In der Zwischenzeit die Pekannüsse zerkleinern. Du kannst die Nüsse dafür z.B. in eine kleine Tüte füllen und sie mit einem Fleischhammer zertrümmern.
5. Anschließend die Nüsse, sowie die restlichen Zutaten in den Topf füllen und vermengen.
6. Jetzt alles in die Eismaschine füllen und fertig stellen lassen.
7. Nach ungefähr 30 Minuten ist die Eiscreme servierfertig und du kannst sie genießen.

118. Zitronen-Cookies

Zutaten für 12 Stück:

115 g Butter
115 g Bio Frischkäse Doppelrahmstufe
120 g Erythrit mit Stevia
1 Ei
1/2 TL Vanillepulver
1 EL Zitronensaft
Abrieb von einer Zitrone
1/2 TL Zitrusfaser
150 g Mandelmehl
1/2 TL Backpulver

Nährwertangaben pro Portion

Kalorien: 184 kcal
Kohlenhydrate: 1 g
Protein: 4 g
Fett: 17 g

Zubereitung: Zubereitungszeit: 20 Minuten

Glasur
80 g Erythrit mit Stevia (gemahlen zu Puderzucker)
2-3 EL Zitronensaft

1. Heize den Backofen auf 180°C vor.
2. Vermische die weiche Butter, den Frischkäse und die Süße zu einer fluffigen Masse. Füge das Ei, Zitronensaft, Zitronenabrieb, Vanille und Zitrusfaser hinzu.
3. Vermische in einer separaten Schüssel das Mandelmehl mit dem Backpulver. Füge das Mehl langsam zur Zitronen-Frischkäse-Masse hinzu und rühre gut um, bis es eine gleichmäßige Masse wird.
4. Bereite ein Backblech mit Backpapier vor.
5. Verteile den Teig mit einem Löffel gleichmäßig auf dem Backblech und drücke ihn mit den Fingern etwas platt. Lasse genug Platz zwischen den Cookies, da sie sich noch ausbreiten.
6. Backe die Cookies etwa 10-13 Minuten bei 180°C im Backofen, bis die Ränder anfangen, braun zu werden.
7. Nimm sie aus dem Ofen und lass die Cookies komplett abkühlen.
8. Stelle die Glasur her, indem Du die Süße und den Zitronensaft zügig miteinander vermischst.
9. Verteile die Glasur gleichmäßig auf den Cookies und lass sie fest werden.

119. Zitronen-Mascarpone-Mousse

Zutaten für 6 Portionen :

4 Zitrone
300 g Mascarpone
100 g Bio-Schlagsahne mind. 30% Fett (geschlagen)
2 Ei
3 Blatt Gelatine
50 g Pudererythrit
Kurkuma (für die satte Gelbtönung)

Nährwertangaben pro Portion

Kalorien: 268 kcal
Kohlenhydrate: 2 g
Protein: 7 g
Fett: 26 g

Zubereitung: Zubereitungszeit: 80 Minuten

1. Eier trennen, Eiweiß steif schlagen
2. Schale der Zitronen abreiben, anschließend auspressen
3. Gelatine 5 min. in kaltem Wasser einweichen.
4. Mascarpone in einem Topf erwärmen, aber nicht kochen, Zitronensaft und Abrieb hinzufügen
5. Eigelb und Erythrit schaumig schlagen
6. Das Wasser der Gelatine abgießen und der warmen Mascarpone-Zitronen-Masse hinzufügen, mit einem Rührgerät mixen, damit sich Gelatine und Mascarpone-Masse gut verbinden. Vom Herd nehmen und etwas abkühlen lassen.
7. Schaumig geschlagenes Eigelb hinzufügen, nochmals umrühren.
8. Nacheinander Eischnee und geschlagene Sahne unterheben.
9. In geeignete Gefäße abfüllen, kalt stellen.

120. Safran Panna Cotta

Zutaten für 4 Portionen :

300 g Bio-Schlagsahne mind. 30% Fett
200 g Mandelmilch
1/4 TL Safran (gemahlen)
1 Packung Gelatine gemahlen
1 TL Kardamom (gemahlen)
60 g Erythrit mit Stevia
1 EL Rosenwasser
Pistazien (gehackt oder gestiftelt)

Nährwertangaben pro Portion

Kalorien: 375 kcal
Kohlenhydrate: 4 g
Protein: 8 g
Fett: 36 g

Zubereitung:

Zubereitungszeit: 130 Minuten

1. Löse den Safran mit 2 EL heißem Wasser in einer kleinen Schüssel auf und stelle es beiseite.

2. Gib die Gelatine mit 5 EL warmem Wasser in eine zweite Schüssel und lasse das 5-6 Minuten stehen und quellen.

3. Stelle nun einen kleinen Topf bei mittlerer Hitze auf den Herd, gib Schlagsahne, Mandelmilch, Süße, Kardamom, Rosenwasser und das Safranwasser dazu. Rühre alles gut um, bis sämtliche Zutaten gut verrührt und aufgelöst sind.

4. Nimm den Topf vom Herd und gib die Gelatine dazu.

5. Vermische alles gut mit einem Schneebesen, bis Gelatine und Creme gut verbunden sind.

6. Fülle anschließend alles in kleine Dessertschälchen und lasse sie für 2 Stunden im Kühlschrank fest werden und abkühlen.

7. Garniere das Panna Cotta im Anschluss mit gehackten oder gestiftelten Pistazien.

121. Mandel-Cookies

Zutaten für 12 Stück :

200 g Mandelmehl
50 g gemahlene Mandeln
1 TL Kardamom
100 g Erythrit mit Stevia (fein gemahlen)
4 Eiweiß

Nährwertangaben pro Portion

Kalorien: 133 kcal

Kohlenhydrate: 1 g

Protein: 6 g

Fett: 11 g

Zubereitung: Zubereitungszeit: 30 Minuten

1. Ofen auf 180°C Umluft vorheizen.
2. Eiweiß in einer Schüssel steif schlagen.
3. Die trockenen Zutaten vermischen und vorsichtig unter das Eiweiß heben.
4. Den Teig mit einem Löffel auf einem mit Backpapier ausgelegten Backblech verteilen und ggf. in Cookie Form bringen.
5. Im Ofen bei 180°C Umluft ca. 15-20 Minuten backen. Die Cookies sind nach dem Backen noch weich und werden später fester.

122. Vapiano-Kekse

Zutaten für 24 Stück :

300 g gemahlene Mandeln (blanchiert)
1 TL Backpulver
4 Tropfen Bittermandelöl
150 g Puderxucker (ggf mit Stevia)
2 mittelgroße Eiweiß (ca. 75g)
1 Prise Salz
1 TL Abrieb von einer Orangenschale
etwas Mandelmehl (oder Kokosmehl zum Bemehlen der Arbeitsfläche)
Puderxucker (zum Bestäuben)

Nährwertangaben pro Portion

Kalorien: 82 kcal
Kohlenhydrate: 1 g
Protein: 3 g
Fett: 7 g

Zubereitung:

Zubereitungszeit: 60 Minuten

1. Die Eiweiße mit dem Salz sehr steif schlagen, gegen Ende die Orangenschale, das Bittermandelöl und 50g frisch gesiebten Puderxucker hinzugeben.

2. Die gemahlenen Mandeln mit dem restlichen Puderxucker und dem Backpulver sieben.

3. Die Mandelmischung unter das steife Eiweiß heben.

4. Den Teig mind. 30 Minuten im Kühlschrank ruhen lassen.

5. Anschließend auf einer bemehlten Fläche zu einer Rolle von ca. 5 cm Durchmesser formen, davon ca. 2 cm dicke Stückchen abtrennen und in Puderxucker wälzen. Zu Rauten formen und auf zwei mit Backpapier belegte Bleche verteilen.

6. Im vorgeheizten Ofen bei 140 Grad (Ober- und Unterhitze) 20 Minuten backen, bis die Ricciarelli hellgelb sind. Danach kurz auf dem Blech, anschließend auf einem Kuchengitter abkühlen lassen.

7. Noch einmal mit etwas Puderxucker bestäuben.

123. Mandel Leinsamen Cookies

Zutaten für 20 Stück :

50 g Leinsamen (geschrotet)
180 g Mandeln (gemahlen)
70 g Erythrit mit Stevia
1 Ei
1/2 TL Weinsteinbackpulver
110 g (Weide-) Butter (weich)
Salz

Nährwertangaben pro Portion

Kalorien: 114 kcal
Kohlenhydrate: 1 g
Protein: 3 g
Fett: 10 g

Zubereitung: Zubereitungszeit: 25 Minuten

1. Falls der Leinsamen noch nicht geschrotet ist, bitte jetzt nachholen. Allerdings nicht fein mahlen, die sollen wirklich nur geschrotet sein.

2. Die Butter entweder leicht anschmelzen oder eine Weile bei Zimmertemperatur weich werden lassen.

3. Ei und Butter in der Küchenmaschine gut verrühren, bis es eine homogene Masse ergibt.

4. Erythrit dazugeben und weiterrühren, bis die Masse leicht schaumig wird.

5. Alle weiteren Zutaten (Leinsamen, Mandeln, Salz und Backpulver) dazugeben und alles gut vermischen, so dass sich ein gleichmäßiger Teig ergibt.

6. Für größere Cookies nimm eine esslöffelgroße Menge Teig, forme die zu einer Kugel und drücke sie auf dem mit Backpapier ausgelegten Backblech etwas platt. Drücke mit einer Gabel ein Gitter auf den Teig.

7. Für kleinere Cookies nimm entsprechend einen Teelöffel, oder rolle die gesamte Teigmasse in Frischhaltefolie zu einer langen Rolle, lege sie für eine Stunde in den Kühlschrank und schneide dann kleine Scheiben ab. Lege die dann aufs Backpapier und drücke wieder mit einer Gabel ein Gitter auf den Teig.

8. Backe die Cookies bei etwa 160°C Umluft für etwa 15 Minuten, bis sie am Rand braun werden, innen aber noch etwas weich sind.

9. Lasse die Cookies anschließend am besten auf einem Gitter (ohne Backpapier drunter) abkühlen, sie werden dann etwas fester, sind aber noch immer weich wie Cookie

124. Zitronen-Quark-Muffins

Zutaten für 18 Stück:

300 g Sahnequark 40%
100 g (Weide-) Butter (zimmerwarm)
3 Ei (Gr. M)
100 g Mandelmehl (entölt)
50 g Erythrit mit Stevia (je nach Geschmack mehr oder weniger)
3 EL Zitronensaft
etwas Zitronenaroma
etwas Vanillearoma
1 TL Backpulver
etwas Schokolade 99% (zum Verzieren)

Nährwertangaben pro Portion

Kalorien: 120 kcal
Kohlenhydrate: 1 g
Protein: 5 g
Fett: 11 g

Zubereitung: Zubereitungszeit: 40 Minuten

1. Backofen auf 175 °C Umluft vorheizen.

2. Die Butter mit Erythrit schaumig schlagen. Eier, Zitronensaft und Aromen hinzugeben und gut verrühren

3. Mandel Mehl und Backpulver unterrühren. Anschließend mit dem Quark zu einer homogenen Masse glattrühren.

4. Quarkmasse auf Muffinförmchen verteilen und ca. 30 min im Ofen backen.

5. Danach nach Belieben mit geschmolzener Schokolade verzieren oder einfach pur genießen

125. Macadamia Toffee Pralinen

Zutaten für 24 Stück :

20 g Butter
50 g Kokosöl
60 g Kakaobutter
150 g Mandelmus
1/2 TL Xucker light (gemahlen)
24 Macadamia Nüsse
Salz
25 g Schokolade 85%

Nährwertangaben pro Portion

Kalorien: 115 kcal

Kohlenhydrate: 1 g

Protein: 2 g

Fett: 11 g

Zubereitung: Zubereitungszeit: 135 Minuten

1. Lege Dir eine 24er-Mini-Muffinform zurecht und dazu idealerweise passende Papierförmchen.

2. Butter, Kakaobutter und Kokosöl zum Schmelzen bringen.

3. Wenn Du es süß magst, gib hier schon das Erythrit (Xucker light) dazu, damit es sich gut auflösen kann.

4. Verrühre die Butter-Kokosöl Mischung mit dem Mandelmus.

5. Fülle die Creme nun in die Muffinförmchen.

6. Gib die Macadamia Nüsse in eine Pfanne und röste sie vorsichtig an.

7. Wenn Du magst, kannst Du die Nüsse leicht salzen.

8. Gib je eine Macadamianuss in die weiche Masse in den Muffinförmchen.

9. Stelle dies nun für mindestens 2 Stunden in den Kühlschrank, oder für 30 Minuten ins Gefrierfach.

10. Schmelze die dunkle Schokolade im Wasserbad.

11. Gib einen Klecks Schokolade auf jedes einzelne (inzwischen feste) Toffee-Pralinchen.

12. Stelle die Toffees anschließend wieder kühl, damit die Schokolade wieder fest werden kann.

Shakes & Smoothies

126. Avocado Spinat Smoothie mit Moringa

Zutaten für 1 Personen :

75 g Avocado

15 g Spinat frisch

125 ml Kokosmilch

125 ml Wasser

1 TL Vanilleextrakt

1 EL MCT-Öl 1 EL = 5ml

5 Tropfen Stevia flüssig

1/2 TL Moringa Pulver

Nährwertangaben pro Portion

Kalorien: 384 kcal

Kohlenhydrate: 11 g

Protein: 5 g

Fett: 37 g

Zubereitung: Zubereitungszeit: 5 Minuten

1. Die Avocado teilen und den Kern entfernen
2. Alle Zutaten in einen kräftigen Mixer
3. Wenn vorhanden Eiswürfel hinzu tun und schaumig mixen
4. Alles in ein Glas gießen und genießen

127. Erdbeer-Rhabarber Shake

Zutaten für 2 Personen :

125 g Erdbeeren

45 g Rhabarber

250 ml Mandelmilch alternativ Kokosmilch

2 EL MCT-Öl

1 TL gemahlene Vanille

1 TL Chia Samen

8 Tropfen Flavdrops-Erdbeere

Nährwertangaben pro Portion

Kalorien: 157 kcal

Kohlenhydrate: 4 g

Protein: 1 g

Fett: 15 g

Zubereitung: Zubereitungszeit: 5 Minuten

1. Den Rhabarber schälen, in Stücke schneiden.

2. Die Erdbeeren säubern.

3. Nun alle Zutaten in einen Standmixer füllen und gut durchmixen.

128. Erdbeer-Smoothie

Zutaten für 2 Personen :

300 ml Kokosmilch

75 g Erdbeeren

½ Limette

200 ml Eiswürfel

½ Prise Xucker

Nährwertangaben pro Portion

Kalorien: 326 kcal

Kohlenhydrate: 7 g

Protein: 3,5 g

Fett: 33 g

Zubereitung: Zubereitungszeit: 5 Minuten

1. Alle Zutaten in einen Mixer geben, verrühren und nach Wunsch süßen.

129. Blaubeer-Süßholz-Smoothie

Zutaten für 2 Personen :

110 ml Kokosmilch

130 ml Wasser

60 g Blaubeeren

4 Blätter Basilikum

2 Teelöffel Süßholz-Pulver oder Xucker

1 Esslöffel Chia-Samen

½ Avocado

3 Eiswürfel

Nährwertangaben pro Portion

Kalorien: 256 kcal

Kohlenhydrate: 1,2 g

Protein: 4 g

Fett: 24,2 g

Zubereitung: Zubereitungszeit: 10 Minuten

1. Gebe alle Zutaten in einen Mixer und püriere diese.

2. Danach gibst du die pürierte Masse in ein Glas und kannst nach deinen Belieben Blaubeeren hinzugeben.

130. Nuss-Nougat-Shake

Zutaten für 2 Personen :

280 ml Wasser
2 TL Kakaopulver
30 g Haselnussmus
2 TL Erythrit
120 ml Sahne

Nährwertangaben pro Portion

Kalorien: 297 kcal
Kohlenhydrate: 4 g
Protein: 4,7 g
Fett: 28,6 g

Zubereitung: Zubereitungszeit: 5 Minuten

1. Das Wasser zusammen mit dem Kakaopulver, dem Haselnussmus und dem Erythrit in einen Mixer geben und 1 Minute kräftig durchmixen.

2. Die Sahne leicht aufschlagen - sodass sie dickflüssig und schaumig wird. 2/3 der Sahne mit dem Milkshake verrühren.

3. Das Getränk in Gläser füllen und mit der restlichen schaumigen Sahne toppen.

4. Mit Haselnussmus dekorieren.

131. Avocado Mascarpone Shake

Zutaten für 2 Personen :

1 Avocado

50 g Spinat

40 g gefrorener Grünkohl

50 g Mascarpone

100 g Frische Bio Schlagsahne (mind. 30% Fett)

2 EL Leinöl

2 EL MCT Öl

Wasser

Nährwertangaben pro Portion

Kalorien: 1292 kcal

Kohlenhydrate: 6 g

Protein: 11 g

Fett: 134 g

Zubereitung: Zubereitungszeit: 10 Minuten

1. Die Avocado längs aufschneiden, den Kern entfernen und das Fruchtfleisch auslöffeln.

2. Das Spinat und den Grünkohl zusammen mit dem Avocado-Fruchtfleisch in ein Mixgefäß geben, etwas Wasser dazu und alles mixen.

3. Alle weiteren Zutaten dazugeben, wieder mit etwas Wasser auffüllen und alles auf höchster Stufe mixen.

4. Zum Abschluss so viel Sahne oder Wasser dazugeben, bis es eine trinkbare Flüssigkeit wird.

132. Brombeer Smoothie

Zutaten für 2 Personen :

300 ml Kokosmilch
1 TL Zuckerersatzstoff
¼ Avocado
150 g Brombeeren
2 TL Chia
2 TL Kakaopulver
2 TL Erdnussbutter o. Mandelmus

Nährwertangaben pro Portion

Kalorien: 214 kcal
Kohlenhydrate: 5 g
Protein: 7 g
Fett: 17 g

Zubereitung: Zubereitungszeit: 5 Minuten

1. Alle Zutaten in den Mixer geben und mischen, bis alles glatt und gleichmäßig vermischt ist.

133. Gurke-Minz-Shake

Zutaten für 2 Personen :

50 g Whey Protein neutral

40 g Mandelmus

20 g Kokosöl

400 ml Wasser

200 g Sahne

200 g Gurke

4 TL Zitronensaft

2 TL Minze

Salz

Pfeffer

Nährwertangaben pro Portion

Kalorien: 600 kcal

Kohlenhydrate: 10,7 g

Protein: 32 g

Fett: 49 g

Zubereitung: Zubereitungszeit: 5 Minuten

1. Alle Zutaten in einen Mixer geben und solange mixen bis ein dickflüssiger Shake entstanden ist.

134. Schokoladen Avocado Shake

Zutaten für 1 Personen :

300 ml Mandelmilch

50 g Mascarpone

125 g reife Avocado

2 EL Eiweißpulver, Schokolade

1 EL Kakao, ungesüßt und stark entölt

2-3 Eiswürfel

Xucker nach Belieben

Nährwertangaben pro Portion

Kalorien: 488 kcal

Kohlenhydrate: 7,5 g

Protein: 24,5 g

Fett: 38,3 g

Zubereitung: Zubereitungszeit: 10 Minuten

1. Für den Schokoladen-Protein-Shake zuerst das Avocado Fruchtfleisch grob in Würfel schneiden.
2. Anschließend zusammen mit den restlichen Zutaten in einen Mixer geben und für gute 2 Minuten fein pürieren.
3. Nach Belieben mit etwas Xucker abschmecken.
4. In ein Glas geben, nach Belieben mit etwas Kakaopulver bestreuen und genießen.

135. Beeren Avocado Smoothie

Zutaten für 1 Personen :

240 ml Wasser

98 g gefrorener Früchte Mix (Erdbeeren,Blaubeeren, Himbeeren)

100 g Avocado

40 g Spinat

2 EL Hanfsamen

Nährwertangaben pro Portion

Kalorien: 330 kcal

Kohlenhydrate: 21 g

Protein: 12 g

Fett: 26 g

Zubereitung:

Zubereitungszeit: 10 Minuten

1. Wasser und gefrorene Früchte in einen Mixer geben und vermischen

2. Anschließend die Avocado den Spinat und die Hanfsamen hinzufügen, alles gründlich vermischen

136. Schokoladen-Erdnussbutter-Shake

Zutaten für 1 Personen :

240 ml ungesüßte Mandelmilch

32 g Erdnussbutter

4 g ungesüßtes Kakaopulver

60 ml Sahne

Eiswürfel nach Belieben

Nährwertangaben pro Portion

Kalorien: 345 kcal

Kohlenhydrate: 13 g

Protein: 11 g

Fett: 31 g

Zubereitung: Zubereitungszeit: 10 Minuten

1. Eiswürfel in den Mixer geben gut durchmixen

2. Mandelmilch und Sahne hinzugeben

3. Im anschluss das Kakaopulver und die Erdnussbutter hinzugeben und alles gut durchmixen

137. Erdbeer-Zucchini-Chia-Smoothie

Zutaten für 1 Personen :

240 ml Wasser

110 g gefrorene Erdbeeren

124 g gehackte Zucchini

41 g Chiasamen

Nährwertangaben pro Portion

Kalorien: 219 kcal

Kohlenhydrate: 24 g

Protein: 7 g

Fett: 12 g

Zubereitung: Zubereitungszeit: 10 Minuten

1. Wasser und gefrorene Erdbeeren in der Mixer geben alles ca. 1 Minute gut durchmixen

2. Im nächsten Schritt die gehackte Zucchini hinzufügen und nochmals ca. 1 min mixen

3. Alles in ein Glas füllen die Chiasamen einrühren und 8 min quellen lassen

138. Kokosnuss Brombeere Minz Smoothie

Zutaten für 1 Personen :

120 ml ungesüßte Vollfett-Kokosmilch

70 g gefrorene Brombeeren

20 g Kokosraspeln

5-10 Minzblätter

Nährwertangaben pro Portion

Kalorien: 321 kcal

Kohlenhydrate: 17 g

Protein: 4 g

Fett: 29 g

Zubereitung: Zubereitungszeit: 5 Minuten

1. Die Kokosmilch und die gefroren Brombeeren in den Mixer geben alles gut durchmixen

2. Im nächsten Schritt die Kokosraspeln und die Minzblätter hinzufügen und nochmal gut durchmischen

139. Grüner Gurken Zitronen Smoothie

Zutaten für 1 Personen :

120 ml Wasser

130 g Eiswürfel

130 g Gurke

20 g Spinat o. Grünkohl

30 ml Zitronensaft

14 g gemahlene Leinsamen

Nährwertangaben pro Portion

Kalorien: 100 kcal

Kohlenhydrate: 10 g

Protein: 4 g

Fett: 6 g

Zubereitung: Zubereitungszeit: 5 Minuten

1. Eiswürfel in den Mixer geben und gut zerkleinern

2. Wasser, Gurke und Spinat hinzufügen und gut mixen

3. Im letzten Schritt Zitronensaft und Leinsamen hinzugeben und alles solange mixen bis sich alles gut vermischt hat

140. Himbeer Zimt Smoothie

Zutaten für 1 Personen :

240 ml ungesüßte Mandelmilch

125 g gefrorene Himbeeren

20 g Spinat oder Grünkohl

32 g Mandelcreme

Zimt nach geschmack

Nährwertangaben pro Portion

Kalorien: 286 kcal

Kohlenhydrate: 19 g

Protein: 10 g

Fett: 21 g

Zubereitung: Zubereitungszeit: 5 Minuten

1. Mandelmilch und gefrorene Himbeeren in den Mixer geben und alles gut mixen

2. Im anschluss den Spinat und die Mandelcreme hinzufügen und nochmal vermischen

3. Zum schluss mit Zimt abschmecken

141. Schoko-Blumenkohl-Frühstücks-Smoothie

Zutaten für 1 Personen :

240 ml ungesüßte Kokosmilch

85 g gefrorene Blumenkohlröschen

6 g ungesüßtes Kakaopulver

30 g Hanfsamen

10 g Kakaonibs

Eine Prise Salz

Nährwertangaben pro Portion

Kalorien: 308 kcal

Kohlenhydrate: 19 g

Protein: 15 g

Fett: 23 g

Zubereitung: Zubereitungszeit: 5 Minuten

1. Kokosmilch und Blumenkohl mixen bis alles gut vermischt ist

2. Im nächsten Schritt Kakaopulver, Hanfsamen und Kakaonibs hinzugeben und alles zu einem leckeren Shake vermischen

3. Zum Schluss mit Salz abschmecken

142. Würziger-Kürbis-Smoothie

Zutaten für 1 Personen :

240 ml ungesüßte Kokos- oder Mandelmilch

120 g Kürbispüree

32 g Mandelcreme

¼ TL Kürbiskuchengewürz

113 g Eiswürfel

Eine Prise Salz

Nährwertangaben pro Portion

Kalorien: 462 kcal

Kohlenhydrate: 19 g

Protein: 10 g

Fett: 42 g

Zubereitung: Zubereitungszeit: 5 Minuten

1. Eiswürfel in den Mixer geben und zerkleinern
2. Kokosmilch, Mandelcreme hinzufügen und vermischen
3. Im Anschluss Kürbispüree und Kürbisgewürz hineingeben und alles nochmal gut mixen
4. Zum Schluss mit Salz abschmecken

143. Limettenkuchen-Smoothie

Zutaten für 1 Personen :

240 ml Wasser

120 ml ungesüßte Mandelmilch

28 g rohe Cashewnüsse

20 g Spinat

20 g Kokosraspeln

30 ml Limettensaft

Nährwertangaben pro Portion

Kalorien: 281 kcal

Kohlenhydrate: 17 g

Protein: 8 g

Fett: 23 g

Zubereitung: Zubereitungszeit: 5 Minuten

1. Wasser, Mandelmilch, Spinat und Nüsse in den Mixer geben, alles gut mixen

2. Wenn alles gut vermixt ist die Kokosraspeln und den Limettensaft hinzufügen und nochmal gut vermischen

144. Tropischer Smoothie

Zutaten für 1 Personen :

120 ml Wasser

120 ml Kokosmilch oder Sahne

Eiswürfel nach Belieben

50 g Drachenfrucht

50 g Galia Melone

1 Messlöffel Proteinpulver Natur oder Vanille

8 g Chiasamen

3-6 Tropfen Stevia

Nährwertangaben pro Portion

Kalorien: 402 kcal

Kohlenhydrate: 12,1 g

Protein: 24,6 g

Fett: 28,6 g

Zubereitung: Zubereitungszeit: 10 Minuten

1. Eiswürfel in den Mixer geben und zerkleinern

2. Wasser, Kokosmilch und Proteinpulver hinzugeben und gut mixen

3. Als nächstes die Drachenfrucht und die Melone hinzufügen, mixen bis alles sich vermischt hat

4. Chiasamen hinzugeben und kurz mixen

5. Zum Schluss mit Stevia abschmecken und 5 min quellen lassen

145. Blaubeer Smoothie

Zutaten für 1 Personen :

240 ml Kokosmilch o. Mandelmilch

¼ Tasse Blaubeeren

1 TL Vanilleextrakt

1 TL Kokosöl

30 g Proteinpulver

Nährwertangaben pro Portion

Kalorien: 215 kcal

Kohlenhydrate: 7 g

Protein: 23 g

Fett: 10 g

Zubereitung: Zubereitungszeit: 5 Minuten

1. Alle zutaten in den Mixer geben und alles zu einen leckeren Shake mixen

146. Rote-Bete-Smoothie

Zutaten für 1 Personen :

240 ml Mandelmilch o. Kokosmilch

1 TL Rote Bete Pulver

1 EL Kokosöl

1 Messlöffel Whey Proteinpulver

1 TL Vanilleextrakt

¼ TL Zimt

Nährwertangaben pro Portion

Kalorien: 300 kcal

Kohlenhydrate: 6 g

Protein: 25 g

Fett: 19 g

Zubereitung: Zubereitungszeit: 5 Minuten

1. Alle Zutaten in einen Mixer geben
2. 30 Sekunden lang mixen
3. In ein Glas gießen. Auf Wunsch mit zusätzlichem Rote-Bete-Pulver bestreuen

147. Avocado-Smoothie

Zutaten für 2 Personen :

480 ml Kokosmilch

½ Avocado

½ Tasse gehackte Minze

¼ TL Zimt

¼ Tasse Erdbeeren

1 TL Erythrit

Nährwertangaben pro Portion

Kalorien: 491 kcal

Kohlenhydrate: 20 g

Protein: 8 g

Fett: 43 g

Zubereitung: Zubereitungszeit: 5 Minuten

1. Kokosmilch, Avocado, Erdbeeren in den Mixer geben und gut vermischen

2. Minze und Zimt hinzugeben und nochmal kurz mixen

3. Zum Schluss mit Erythrit abschmecken

148. Grüner-Matcha-Shake

Zutaten für 1 Personen :

180 ml Mandelmilch

60 ml Kokosmilch

1 Messlöffel Whey Proteinpulver Natur oder Vanille

1 Messlöffel Matcha MCT Pulver

50 g Spinat

1 kleine Avocado

1 EL Kokosöl

Eiswürfel nach Belieben

Nährwertangaben pro Portion

Kalorien: 334 kcal

Kohlenhydrate: 13 g

Protein: 19 g

Fett: 24 g

Zubereitung: Zubereitungszeit: 5 Minuten

1. Eis im Mixer zerkleinern

2. Mandelmilch, Kokosmilch, Kokosöl, Proteinpulver und Matcha Pulver dazugeben und gut mischen

3. Als nächstes den Spinat und Avocado hinzufügen und gut mixen

149. Keks & Sahne Milchshake

Zutaten für 2 Personen :

180 ml Schlagsahne o. Kokosmilch

240 ml Mandelmilch

32 g Mandelcreme

1 TL Vanilleextrakt

1-2 TL Erythritpulver

40 g gehackte Walnüsse o. Pekannüsse

20 g geriebene dunkle Schokolade 85%

Eiswürfel nach belieben

Nährwertangaben pro Portion

Kalorien: 654 kcal

Kohlenhydrate: 7,8 g

Protein: 9,5 g

Fett: 62 g

Zubereitung: Zubereitungszeit: 10 Minuten

1. Alle Zutaten für den Smoothie zusammen in einen Mixer geben und glatt rühren. Je länger gemixt wird, desto dicker wird es.

150. Schoko Keks Milchshake

Zutaten für 2 Personen :

360 ml Mandelmilch
60 ml Schlagsahne
4 pasteurisiert Eier
64 g Mandelcreme
30 g Erythritpulver
16 g Kakaopulver
¼ TL Vanilleextrakt

Nährwertangaben pro Portion

Kalorien: 549 kcal
Kohlenhydrate: 7,9 g
Protein: 22,6 g
Fett: 47,5 g

Zubereitung: Zubereitungszeit: 5 Minuten

1. Mandelmilch, Schlagsahne und Eier in den Mixer geben und gut aufschlagen
2. Mandelcreme, Kakaopulver, Erythritpulver und Vanilleextrakt hinzufügen nochmal vermischen

Dein 14 Tage Starter-Ernährungsplan

Mit diesem Keto Starter- Ernährungsplan möchten wir Dir helfen mit der ketogenen Ernährung anzufangen. Hier findest Du einen Ernährungsvorschlag mit leckeren Rezepten aus diesem Buch für deine ersten 14 Tage.
Natürlich ist dieser Plan nur ein Vorschlag und Du kannst die Rezepte immer tauschen, falls dir eins davon nicht zusagt. Achte dabei jedoch darauf das du am Tag nicht mehr als 25 g Kohlenhydrate zu dir nimmst und deine Kalorienhaushalt ausreichend gedeckt ist. Zusammen mit genug Bewegung wirst du schon bald optimale Ergebnisse erzielen.

Wir wünschen dir viel Spaß beim kochen und genießen!

Tag 1

Frühstück

Keto Brötchen   Rezept Nr. 1

Mittagessen

Keto-Flammkuchen   Rezept Nr. 38

Abendessen

Avocado-Eiersalat   Rezept Nr. 21

Snack

Schinkenröllchen   Rezept Nr. 91

Gesamtumsatz für alle Rezepte an diesem Tag

Kalorien: 1668 kcal

Kohlenhydrate: 18 g

Protein: 81 g

Fett: 136 g

Tag 2

Frühstück

Keto Bacon-Paprika Ringe   Rezept Nr. 4

Mittagessen

Käse-Hack-Lauch-Pfanne   Rezept Nr. 18

Abendessen

Bunter Salat mit Hähnchenbruststreifen Rezept Nr. 22

Snack

Frischkäse-Schoko Dessert   Rezept Nr. 112

Gesamtumsatz für alle Rezepte an diesem Tag

Kalorien: 1469 kcal

Kohlenhydrate: 18 g

Protein: 79 g

Fett: 108 g

Tag 3

Frühstück

Pancakes mit Lachs und Käse   Rezept Nr. 62

Mittagessen

Gnocchi in Gorgonzola-Sauce   Rezept Nr. 86

Abendessen

Warmer Zucchini-Salat mit Prosciutto Rezept Nr. 27

Snack

Chili-Cheddar Waffeln   Rezept Nr. 90

Gesamtumsatz für alle Rezepte an diesem Tag

Kalorien: 1716 kcal

Kohlenhydrate: 18 g

Protein: 98 g

Fett: 127 g

Tag 4

Frühstück

Omelett mit Ziegenkäse　　　　　　Rezept Nr. 76

Mittagessen

Keto Sushi　　　　　　　　　　　　Rezept Nr. 86

Abendessen

Bratwurst im Bacon-Schlafrock　　　Rezept Nr. 58

Snack

Chips mit Guacamole　　　　　　　Rezept Nr. 87

Gesamtumsatz für alle Rezepte an diesem Tag

Kalorien:　　　　　　1836 kcal

Kohlenhydrate:　　　20 g

Protein:　　　　　　 85 g

Fett:　　　　　　　　155 g

Tag 5

Frühstück

Thunfisch Frikadellen Rezept Nr. 73

Mittagessen

Schweinekotelett mit Bohnen Rezept Nr. 57

Abendessen

Hähnchen Avocado Salat Rezept Nr. 26

Snack

Frischkäse-Keto-Dip. mit Stangensellerie Rezept Nr. 88

Gesamtumsatz für alle Rezepte an diesem Tag

Kalorien: 1831 kcal

Kohlenhydrate: 14 g

Protein: 132 g

Fett: 132 g

Tag 6

Frühstück

Ei-Avocado im Speckmantel　　　　　Rezept Nr. 2

Mittagessen

Ranch Salat-Wrap　　　　　　　　　Rezept Nr. 31

Abendessen

Bunter Wurstsalat　　　　　　　　　Rezept Nr. 23

Snack

Kurkuma Latte　　　　　　　　　　Rezept Nr. 95

Gesamtumsatz für alle Rezepte an diesem Tag

Kalorien:　　　　　1447 kcal

Kohlenhydrate:　　　21,5 g

Protein:　　　　　　50 g

Fett:　　　　　　　131 g

Tag 7

Frühstück

Eier-Nest mit Creme Fraiche & Tomate Rezept Nr. 6

Mittagessen

Puten Schnitzel   Rezept Nr. 51

Abendessen

Käse-Hack-Lauch-Pfanne   Rezept Nr. 18

Snack

Schoko Mousse   Rezept Nr. 110

Gesamtumsatz für alle Rezepte an diesem Tag

Kalorien: 1456 kcal

Kohlenhydrate: 19 g

Protein: 102 g

Fett: 107 g

Tag 8

Frühstück

Omelett mit Pilzen						Rezept Nr. 7

Mittagessen

Blumenkohl-Fenchel-Suppe				Rezept Nr. 19

Abendessen

Chorizo Pizza						Rezept Nr. 33

Snack

Muffin Brötchen						Rezept Nr. 102

Gesamtumsatz für alle Rezepte an diesem Tag

Kalorien: 1969 kcal

Kohlenhydrate: 17,5 g

Protein: 73 g

Fett: 143 g

Tag 9

Frühstück

Rührei mit Tomaten   Rezept Nr. 13

Mittagessen

Pizzarolle   Rezept Nr. 50

Abendessen

Sesam Minze Patties   Rezept Nr. 52

Snack

Erdbeer-Nuss Joghurt   Rezept Nr. 111

Gesamtumsatz für alle Rezepte an diesem Tag

Kalorien: 1498 kcal

Kohlenhydrate: 17 g

Protein: 98 g

Fett: 114 g

Tag 10

Frühstück

Eier-Speck-Muffins Rezept Nr. 9

Mittagessen

Beef Ramen Rezept Nr. 32

Abendessen

Kasseler mit Sauerkraut Rezept Nr. 53

Snack

Pekannuss Eis Rezept Nr. 117

Gesamtumsatz für alle Rezepte an diesem Tag

Kalorien: 1374 kcal

Kohlenhydrate: 18 g

Protein: 91 g

Fett: 113 g

Tag 11

Frühstück

Gefüllte Avocado mit Ei   Rezept Nr. 11

Mittagessen

Geflügel-Roulade   Rezept Nr. 55

Abendessen

Räucherlachs Salat   Rezept Nr. 28

Snack

Peperoni-Chips mit Eiersalat   Rezept Nr. 92

Gesamtumsatz für alle Rezepte an diesem Tag

Kalorien: 1781 kcal

Kohlenhydrate: 16 g

Protein: 101 g

Fett: 133 g

Tag 12

Frühstück

Keto-Brot aus der Mikrowelle　　　Rezept Nr. 14

Mittagessen

Mexikanische Chorizo-Bowl　　　Rezept Nr. 34

Abendessen

Frittata mit Bacon　　　Rezept Nr. 59

Snack

Erdnussbutter Mousse　　　Rezept Nr. 114

Gesamtumsatz für alle Rezepte an diesem Tag

Kalorien: 1642 kcal

Kohlenhydrate: 18 g

Protein: 60 g

Fett: 144 g

Tag 13

Frühstück

Eier-Hackpfanne   Rezept Nr. 41

Mittagessen

Lachs mit Kräutersauce   Rezept Nr. 72

Abendessen

Panierte Camembert-Ecken   Rezept Nr. 25

Snack

Porridge mit Chiasamen und Beeren   Rezept Nr. 97

Gesamtumsatz für alle Rezepte an diesem Tag

Kalorien: 2068 kcal

Kohlenhydrate: 19 g

Protein: 103 g

Fett: 168 g

Tag 14

Frühstück

Keto Crepes   Rezept Nr. 82

Mittagessen

Keto Rippchen   Rezept Nr. 47

Abendessen

Bratwurst im Bacon-Schlafrock   Rezept Nr. 58

Snack

Zitronen-Cookies   Rezept Nr. 118

Gesamtumsatz für alle Rezepte an diesem Tag

Kalorien: 1921 kcal

Kohlenhydrate: 15 g

Protein: 127 g

Fett: 161 g

Impressum
Rezepte Gurus wird vertreten durch:

Sebastian Wyrzykowski
Dohrstraße 74
41334 Nettetal

Bildnachweis:
Tina Thelen Photography, Joshua Resnick, Tatiana Bralnina | Creativemarket.com

Copyright © 2020 Rezepte Gurus
Alle Rechte vorbehalten

www.ingramcontent.com/pod-product-compliance
Lightning Source LLC
Chambersburg PA
CBHW071400210526
45465CB00001B/190